# 脉学

安东柱　主　编
安仕柄　李红梅　副主编

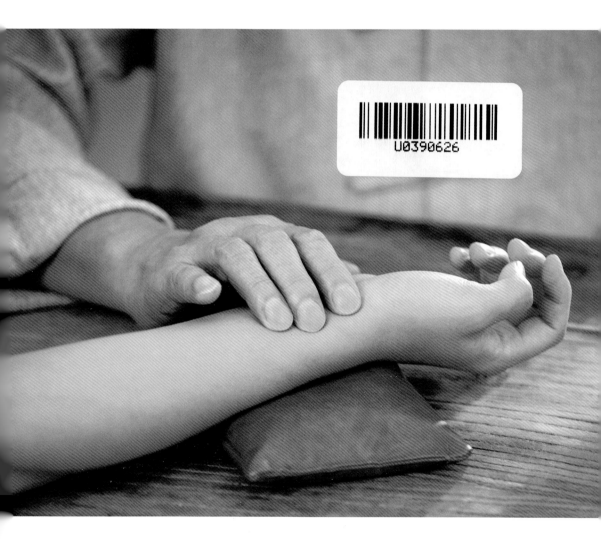

U0390626

辽宁科学技术出版社

·沈阳·

图书在版编目（CIP）数据

脉学 / 安东柱主编 . —沈阳：辽宁科学技术出版
社，2022.9
ISBN 978-7-5591-2656-6

Ⅰ.①脉⋯ Ⅱ.①安⋯ Ⅲ.①脉学 Ⅳ.① R241.1

中国版本图书馆 CIP 数据核字（2022）第 151885 号

出版发行：辽宁科学技术出版社
　　　　　（地址：沈阳市和平区十一纬路25号　邮编：110003）
印 刷 者：辽宁新华印务有限公司
经 销 者：各地新华书店
幅面尺寸：170mm×240mm
印　　张：7
字　　数：100千字
出版时间：2022年9月第1版
印刷时间：2022年9月第1次印刷
责任编辑：朴海玉
封面设计：李小牛
责任校对：栗　勇

书　　号：ISBN 978-7-5591-2656-6
定　　价：78.00元

联系电话：024-23284367
邮购热线：024-23280336

## 主编

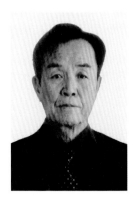

**安东柱**

## 副主编

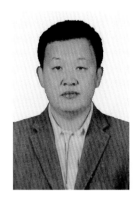

**安仕柄**

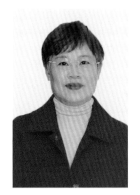

**李红梅**

# 参编人员

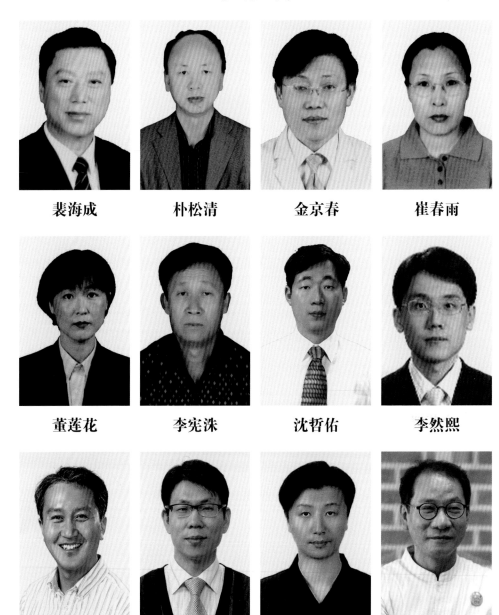

裴海成 朴松清 金京春 崔春雨

董莲花 李宪洙 沈哲佑 李然熙

安永南 尹东哲 金奎珉 朴 虎

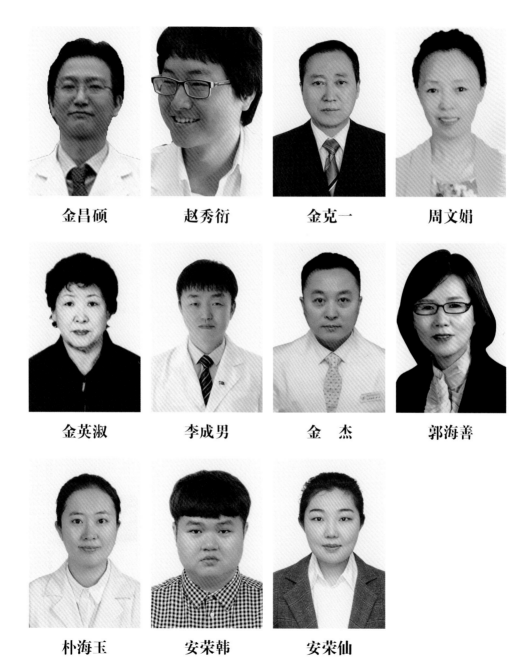

金昌硕　　　赵秀衍　　　金克一　　　周文娟

金英淑　　　李成男　　　金　杰　　　郭海善

朴海玉　　　安荣韩　　　安荣仙

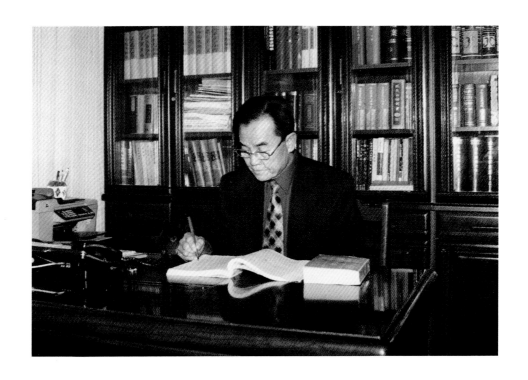

## 安东柱

　　1936 年 3 月 22 日出生于吉林省和龙市。出身于中医世家，祖父、父亲都是当地名医。以治疗妇科疾病、不孕不育、内科疑难杂症等疾病为专长。他通过半个多世纪的临床实践，总结整理了大量的祖传方和经验方，治愈数以万计的病患。

　　从小跟祖父和父亲学习中医，先后进修于吉林省中医理论学习班、长春中医药大学、北京中医药大学等。历任和龙市中医院院长、第八届、第九届延边朝鲜族自治州人大代表，曾任全国中医内科学会系列中成药科技开发推广理事会理事、中华中医药学会吉林省分会医古文学会理事、妇科学会理事、妇科学会延边分会常务理事、延边朝鲜族自治州民族医药学会常务理事、国家民族医药学会理事等。1983年7月获国家民委、劳动人事部、中国科协联合授予的民族地区科技工作者荣誉称号。1988年至1990年，每年都被评为全省中医院优秀院长。中华民族卫生协会全国难治病研究专家委员会委员。

在《吉林中医药》《中医信息报》《中医杂志》《中国民族药志》《中医药学报杂志》《中医药管理研究》《东方医学和健康》等国内外杂志上发表了数十篇论文。其中《人工流产并发症辨治初探》一文于1989年10月1日在国庆40周年全国中青年中医药优秀学术论文评选大会上，获全国优秀学术论文三等奖。

在 The Korean Journal of Andrology（《韩国男性科杂志》）International Symposium on the Present & Future of Life Sciences and Biotechnology（《生命科学的现在和未来》）、韩国《劳动日报》等国外刊物上发表了数十篇颇有新见的论文。并在第三届国际四象医学学术大会上发表了《关于太阴调胃汤的临床应用》论文，这篇论文被评为一等奖。

参加"七五"国家重点科技攻关75-64-01-06课题，获国家部级科技进步二等奖。完成了国家"十一五"科技支撑计划"民族名老专家医技医术的抢救性传承研究（2007BA148B09）"课题，整理朝医辨象、辨证治疗不孕症。于2014年1月24日获得民族医药科学技术三等奖。

安东柱先生虽然年已87岁，但每日仍接诊国内外疑难病患者。参与编写的著作有《百病临床实录》《老医秘本》《医古文晋级试题解答》（标点91～100题）等，书中收录了数千例临床病例，1000多张具有诊断意义的照片、X线片、CT片、彩色多普勒超声报告单、化验单、心电图等。他对疑难杂症诊疗有独特的见解，上述著作确有供后人参考之价值。

# 序

本书编者安东柱先生，朝鲜族，延边朝鲜族自治州民族医药学会常务理事、国家民族医药学会理事、中华民族卫生协会全国难治病研究专家委员会委员。1936年3月22日出生于中医和朝医世家，其祖父及父亲都是当地的名医。他从小承家习医，既学中医又习朝医，先后进修于吉林省中医理论学习班、长春中医药大学、北京中医药大学等，以传统医学与朝医特色相结合，治疗妇科疾病、不孕不育、内科疑难杂症为专长。长期扎根于边疆少数民族地区基层，刻苦钻研，不断实践，几十年如一日，一心一意诊治患者，成为名副其实、德高望重的临床医学专家。

医者易也，医者意也，医者艺也。重视个体化治疗是中医临床医学的一大特点。安东柱先生思维敏捷，重视传承，喜读经典，虚心学习。曾在任延边朝鲜族自治州和龙市中医院院长期间，聘请国医大师任继学担任名誉院长，连续多年多次聘请王永炎院士、焦树德、路志正、邓铁涛、张学文、晁恩祥等二十几位著名中医专家来医院义诊、讲学。他还虚心请专家指导，细心整理祖辈留下的宝贵医案和验方，独立思考，深入研究，结合自己几十年的丰富临床经验，保持传统中医和朝医特色的同时，不断创新安氏独有治疗疑难杂症的新思路和体系，开发其独特的电脑程序化管理系统，存入每个来诊患者治疗前后的临床检验报告、照片等详细病案和辨证施治资料，进行科学化管理，为临床、科研提供宝贵资料。

悬壶济世，杏林春暖。中医药的继承与发展是一个永恒的主题。安东柱先生不仅是一位医德高尚、技术精湛的老专家，治愈了不计其数的内科、妇科、儿科、皮肤科疑难杂症和不孕不育患者，拯救了无数患者的生命，而且还是一位学者和传授人。他参加完成了"七五"国家重点科技攻关项目，国家"十一五"国家支撑计划等多项科研课题。在《中医杂志》《中医药学报杂志》《东方医学和健康》等国内外杂志上发表了数十篇论文。荣获国家部级科技进步二等奖等多项奖励。先后整理出版了《老医秘本》《百病临床实录》《安东柱临床录》《安东柱治疗疑难病临证实录》等著作，以医案形式记录并流传后世，深受国内外专家和广大同行及读者的好评。

安东柱先生虽已是耄耋之年，然而为了发展中医药学及其诊疗技术，仍以旺盛的精力和顽强的毅力，坚持伏案阅读研究古今中医药名著及有关脉学方面的资料，结合几十年临床经验，深入浅出地编写了《脉学》。相信此书的出版发行将对中医诊断学的学习、研究有指导和帮助作用。

我有幸与安东柱先生相识20余年，他是一位仁心敬业、道高术精的大医，经常免费诊治社区和来自偏僻山沟的困难户，无偿举办业余中/朝医学习班，言传身教，无私奉献，传授本人宝贵临床经验及验方，培养出不少国内外中青年中医、朝医和中西医相结合的新一代。我是其中深得厚益的幸运者。本次《脉学》的出版，幸得安东柱先生错爱，邀我为《脉学》作序，深感荣幸，深为感动。值此《脉学》付梓出版之际，谨为之序。

原延边大学附属医院副院长、教授裴海成

贺安东柱先生临床经验集出版付梓

发挥中医药学优势
服务民众继承创新

王永炎
壬辰孟秋

中国中医科学院名誉院长、院士王永炎教授题词

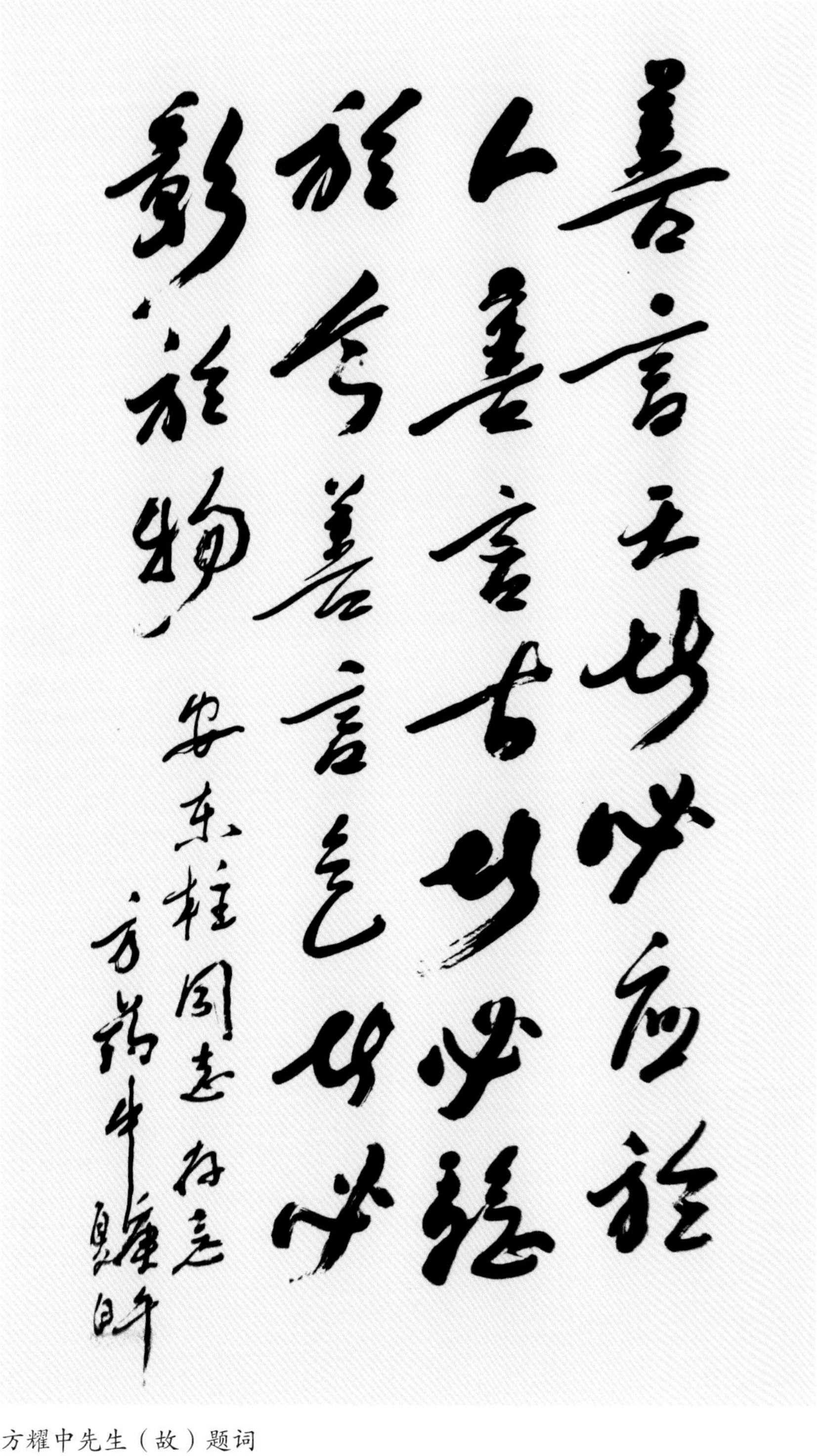

善言天地必有验于人善言古必有验于今善言气必有验于物

安东桂圆同志存之

方药中题时

方耀中先生（故）题词

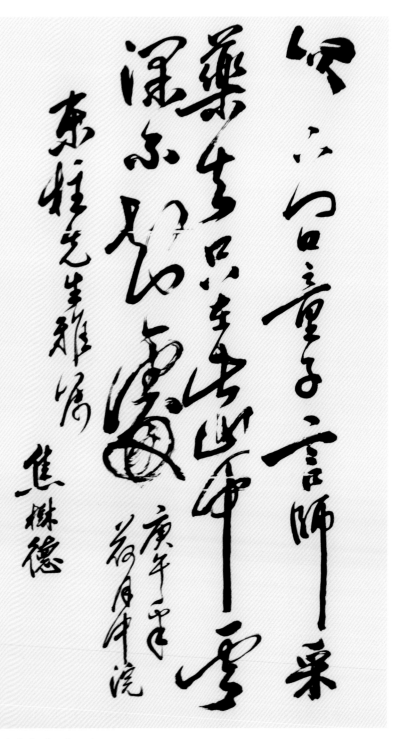

松下问童子，言师采药去，只在此山中，云深不知处。

东棱先生雅嘱

焦树德

庚午荷月书院

焦树德先生（故）题词

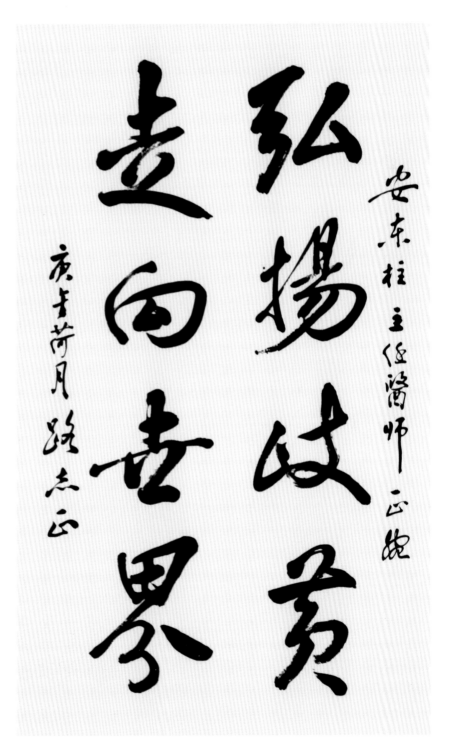

弘扬歧黄
走向世界

安东桂主任医师正晚

庚辰荷月 路志正

中国中医科学院主任医师路志正教授题词

在美国华盛顿韩方大学讲学

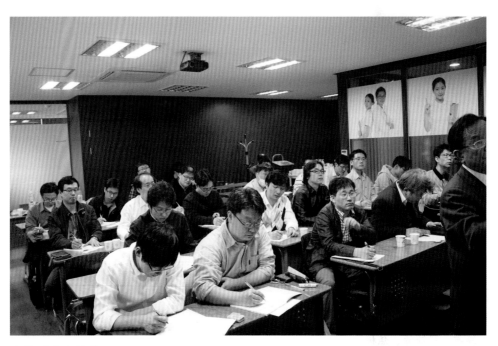

在韩国首尔讲学

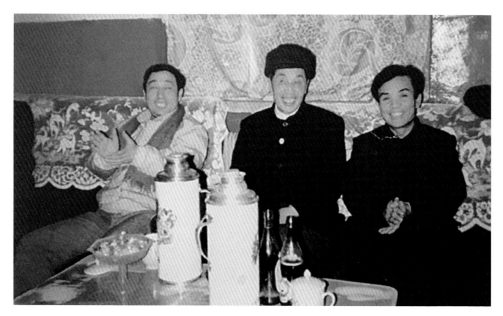

任和龙市中医院院长期间，多次聘请北京中医学院王永炎、任继学教授指导医院的工作。

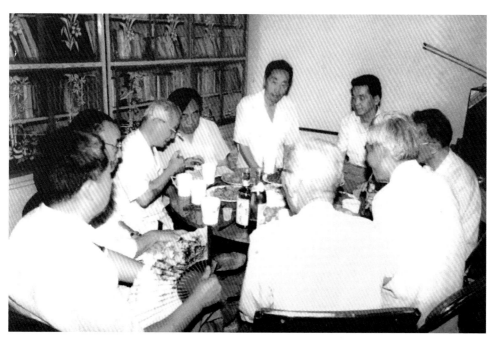

任继学、邓铁涛、焦树德、张学文等20世纪80年代我国八大名医在编者家边吃晚饭边讨论今后中医的发展。

# 前言

　　脉诊是中医独具特色的诊断方法之一，为中医临床必查之项。古往今来，为名医者莫不精深脉诊。

　　中医学认为，人体是一个有机的整体，脉象犹如反映人体生理病理的一面镜子。

　　由于人之血脉与脏腑经络相连，脉与气、血、津液相关。故人体脏腑之虚实、气血之盛衰、津液之盈亏、胃气之存亡、病邪之性质、病情之轻重等信息均可通过脉诊而获得。

# 目录

# 第 1 章

# 脉位深浅

脉位指脉搏所在部位，左右寸、关、尺六部，各有各的脉搏、搏动部位。不明左右寸、关、尺脉，搏动的正常位置，无法言其浮沉。

## 第一节　鉴别浮与沉的尺寸

首先我们要明白人体是有机的整体。构成人体的五脏、六腑、皮、脉、肉、筋、骨都有相应的有机的联系。

故五脏在人体排列顺序：以肺为五脏之天，依次心、脾、肝、肾。五体（皮、脉、肉、筋、骨）在人体排列顺序亦是如此。

肺主皮，心主脉，脾主肉，肝主筋，肾主骨。故五体在人体排列顺序亦是如此。故体表皮下有血管，血管下有肉层，肉层下有筋，筋下有骨。

故五脏之脉各有各的固定的脉波搏动位置。如在右侧寸部在皮层搏动的脉象，是不浮不沉的肺脏的正常脉位。此脉出现在尺部，是在临床罕见的肾脏浮脉。

现在有些中医师认为皮下的脉为浮脉，但这样的说法违背了《难经》的旨意，他们认为的浮脉与沉脉的图解如图 1-1 所示。

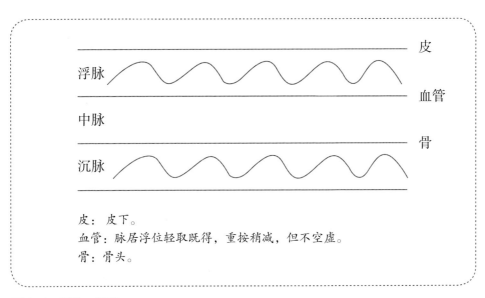

皮：皮下。
血管：脉居浮位轻取既得，重按稍减，但不空虚。
骨：骨头。

图 1-1　浮脉、沉脉

## 浮脉，脉管搏动在（上）部

《难经·第五难·诊五脏脉指法》曰：脉有轻重，何谓也？然：初持脉，如三菽之重，与皮毛相得者，肺部也。如六菽之重，与血脉相得者，心部也。如九菽之重。与肌肉相得者，脾部也。如十二菽之重，与筋平者，肝部也。按之至骨，举之来疾者，肾部也。故曰轻重也。

【语译】问：诊脉的指法有轻有重，是怎么说的？

答：开始按脉，使用指压；如三粒豆的重量，轻按在皮毛即可触知的脉象是肺部脉；如六粒豆的重量，切按血脉而触知的脉象，是心部脉；如九粒豆的重量，切按在肌肉之间可触知的脉象，是脾脉；如十二粒豆的重量，按之与筋相平，可触知的脉象，是肝部脉；如按之触到骨，松指上举而轻按之，脉来疾速有力的是肾部脉。所以说，切脉在指法上有轻重之别。

【词解】菽：豆的总称。（《说文》：菽，原作未，豆也，像未豆生之形也。）在这里是以菽的重量，来约略说明按脉时所使用的指力（指压）。

【按语】《难经》介绍诊脉的基本手法：先轻手浮取，后重手沉取之外，根据五脏的位置和所主，说明了以轻重手法诊察五脏脉象的道理。因肺位最高，主皮毛，故以三菽之重，轻取皮毛以候肺脉；心居肺下，主血脉，故以六菽之重，稍重按之血脉，以候心脉；脾在心下，主肌肉，故以九菽之重，重按之肌肉，以候脾脉；肝在脾下，主筋，故以十二菽之重，重按至筋，以候肝脉；肾位最下，主骨，故须重按至骨，以候肾脉。文中独有取肾脉没有提到菽数，前人认为当是十五菽之重。

## 第二节　左右寸、关、尺三部脉正常搏动的位置图

　　右手寸（肺）、关（脾）、尺（命门）脉正常搏动的部位，不在一条水平线上，而是在如图 1-2、图 1-3 的位置。

### 患者右手肺、脾、命门脉搏动的正常位置

|  | 寸 | 关 | 尺 |
|---|---|---|---|
| 皮层 | ○右手寸部皮层（肺脉） | | |
| 血管层 | | | |
| 肌肉层 | | ○右手关部肌肉层（脾脉） | |
| 筋层 | | | |
| 骨表层 | | | ○右手尺部骨表层（命门脉） |

图 1-2

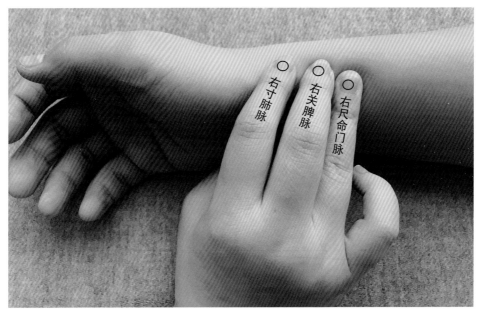

图 1-3　医者按患者的右手（寸肺、关脾、尺命门）脉位指压的照片

患者右手的照片，医者食指，指压以三菽之重（指头触到皮层），以候肺脉。医者中指，指压以九菽之重（指头触到肌肉层），以候脾脉。医者无名指，指压应该以十五菽之重（指头触到骨表层），以候命门脉。

左手寸（心）、关（肝）、尺（肾）脉正常搏动的部位，不在一条水平线上，而是在如图1-4、图1-5的位置。

### 患者左手心、肝、肾三部脉搏动的正常位置

| | 寸 | 关 | 尺 |
|---|---|---|---|
| 皮层 | | | |
| 血管层 | ○左手寸部血管层（心脉） | | |
| 肌肉层 | | | |
| 筋层 | | ○左手关部筋层（肝脉） | |
| 骨表层 | | | ○左手尺部骨表层（肾脉） |

图 1-4

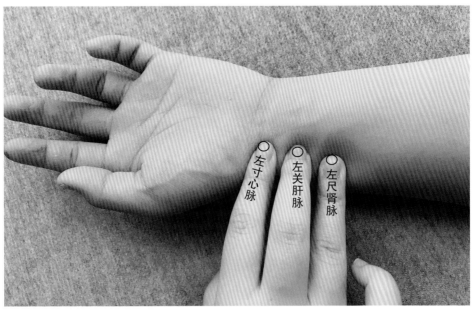

图 1-5

在上文已说明了人体五脏六腑之脉、搏动的正常脉位。通过脉体芤实来判断心血的有余和不足。

通过脉搏快慢来判断心率的快慢。通过脉搏有力无力来判断人体气血有余不足。

第 2 章

# 二十八脉浅解

## 浮脉

【主病】

浮脉为阳，其病在表①。寸浮伤风②，头痛鼻塞。左关浮者，风③在中焦，右关浮者，风痰④在膈。尺脉得之，下焦风客⑤，小便不利，大便秘涩。

注：

①其病在表，是指风、寒、暑、湿、燥、火之气，异常变化时先伤体表之意也。

②伤风：在这里伤风指六气异变所伤。

③风：在这里，风指六气的异变而言。

④风痰：六淫之邪，伤体表营卫而导致的异常痰液。

⑤风客：六淫之邪侵犯人体体表而言。

【兼脉】

浮而无力表虚①，有力表实②。浮紧风寒③，浮迟中风④；浮数风热，浮缓风湿；浮芤⑤失血，浮短气病；浮洪虚热，浮虚暑备；浮湿血伤，浮濡气败。

注：

①表虚：指体表营卫虚，固表能力差，易于外邪侵入之意也。

②表实：邪气已侵犯体表。

③风寒：风指六气变化而言。寒指寒邪而言。

④中风：指脑出血而言。

⑤浮芤：失血兼外感之脉象。

## 沉脉

【体象】

有些中医学教授认为沉行筋骨，如水投石，按之有余，举之不足。初学者很难理解，上文之义，所谓的按，所谓的举都没有具体的标准，您所谓的举，举到地面？举到云层上面？都没有具体的标准，使读者很难理解。在上文我已说明了左右寸、关、尺脉正常搏动的脉位，在这里不再重复。

【主病】

沉脉为阴，其病在里。寸沉短气<sup>①</sup>，胸痛引胁，或为痰饮<sup>②</sup>或水与血。关主中寒，因而病结，或为满闷，吞酸筋急。尺主背痛，亦主腰膝，阴下湿痒，淋浊痢泻。

【兼脉】

沉无力，里虚，有力里实。沉迟痼冷，沉数内热；沉滑痰饮，沉涩血结；沉弱虚衰，沉劳肾积。沉紧冷疼，沉缓寒湿。

注：

①寸沉短气。在这里寸指肺、心脉，寸脉沉，是指肺、心功能衰，故寸沉短气。

②痰饮，是体内过量水液不得输化，停留某一部位而导致的疾患（痰较浓饮较稀）。

## 迟脉

【体象】

迟脉属阴，象为不及，往来迟慢，三至一息。

【主病】

迟脉主脏，其病为寒。寸迟上寒<sup>①</sup>，心病停凝。关迟中寒，癥结挛筋。尺迟兆衰，溲便不禁，或病腰足，疝痛牵阴。

【兼脉】

迟而有力积冷，无力虚寒，浮迟表冷<sup>②</sup>，沉迟里寒<sup>③</sup>；迟湿血少，迟缓湿寒；迟滑胀满，迟微难安。

注：

①寸迟上寒：在这里寸，是指心肺脉而言，说明人体上焦功能虚弱之意也，故曰上寒。

②表冷：脉浮迟体表冷。

③沉迟：脉沉为里证，迟为寒证，故曰里寒。

## 数脉

【体象】

数脉属阳，象为太过，一息六至，往来越度。

【主病】

数脉主腑，其病为热。寸数喘咳①，口疮肺痈。关数②胃热，邪火上攻。尺数相火，遗浊淋癃。

注：

①寸指心肺而言。心肺脉数，导致肺心热而咳嗽。

②在这里，关，是指右关脾胃而言。

【兼脉】

数而有力实火①，无力虚火②，浮数表热③，沉数里热；阳数层火，阴数相火；右数火亢，左数阴虚。

注：

①实火：不是阴虚发热，而是实热而言。

②虚火：阴虚发热而言。患者感觉有热感，可量体温，体温正常。

③表热：外感风寒，伤机体营卫而发的热。

## 滑脉

【体象】

滑脉替替①，往来流利②，盘珠之形③，荷露之义④。

注：

①替替：是形容脉波滑利，搏动灵活之义。

②往来流利：脉搏流畅之义也。

③盘上珠之形，活动灵活。

④它的活动灵活，像荷叶上的露珠。

【主病】

滑脉为阳，多主痰涎①。寸滑流利，胸满吐逆②。关滑胃热③，壅气伤食。尺滑病淋，或为痢积，男子尿血，妇人经郁。

注：

①痰涎：在这里，涎是润滑口腔的津液。痰涎，是指因热邪，浓缩涎液的异常痰涎而言。

②吐逆：是指该下的不下反而上逆而言。

③关滑胃热：在这里关指右手关部脾胃脉而言。脾胃脉滑有胃热。

【兼脉】

浮滑风痰①，沉滑痰食②；滑数痰水③，滑短气寒④；滑而浮大，尿则阴痛；滑而冲和，娠孕而决⑤。

注：

①浮为外忌疾患的脉象。滑为风痰疾患。

②饮食过量异常消化而导致的脉象。

③滑数为痰水。数为热，滑为痰。

④滑短气寒，脉滑痰饮，短为气血流行不畅。

⑤滑而冲和，妊娠而决。

女人的月经在上为乳汁，在中为怀胎，在下为月经。这是生理规律，违者灾难必致。女人怀胎的同时决定胎儿分娩的时刻。剖腹产，是违背生理规律的行为，所以近来剖腹产的产母，正常下乳的情况较为少见。更重要的是，未成熟的胎儿剖腹产生，新生儿的生长、智力远远不如自然分娩的孩子健康聪明。所以滑而浮大，尿则阴痛；滑而浮散，中风瘫痪；滑而冲和，妊娠可决。

## 涩脉

【体象】

涩脉蹇滞，如刀刮竹，迟细而短，三象俱足。

【主病】

涩为血少，亦主精伤。寸涩心痛[1]，或为怔忡[2]。关涩阴虚，因而中热[3]，右关土虚，左关胁胀[4]，尺涩遗淋，血利而决，孕为胎病，无孕血竭。

注：

①寸涩心痛，在这里寸指左右寸部脉而言。右寸部，是肺脏脉位；左寸部，心脏脉位。肺、心脉涩，是说明肺、心阴虚。阴虚阳亢，热伤肺心阴液，肺、心血液浓，故血液出入心、肺难，故出现心痛之症。此为通不痛，痛不通之义也。

②怔忡：因心血浓，流出心脏时反冲力大，故出现怔忡的现象。这既是生理现象，又是物理现象。

③关涩阴虚，因而中热：在这里"关"指右手关部脾胃脉和左手关部肝脉而言。是说肝脾阴虚导致中焦热。

④右关土虚，左关胁胀。右关，是脾胃的脉位。左关，是肝的脉位。故曰右关虚，脾土虚。左关胁胀，肝区胀不舒。

【兼脉】

涩而坚大，为其实热；涩而虚软，虚火[1]炎灼。

注：

①虚火：患者体温不高，患者自觉有热怂，是阴虚也。

【兼脉】

涩①而坚大，为有实热；涩而虚软，虚火炎灼。

注：

①涩为阴虚之脉象。脉搏来回有力，故曰实热。

## 虚脉

【体象】

虚合四形，浮、大、迟、软，及乎寻按，几不可见。

【主病】

虚主血虚，又主伤暑。左寸心亏①。惊悸怔忡；右寸肺亏。自汗气怯②。左关肝伤，血不营筋③；右关脾寒食不消化。左尺水衰④，腰膝痿痹；右尺火衰，寒证蜂起。

注：

①左寸为心脉，故左寸虚心亏。

②右寸肺脉，本脏虚自汗气怯。

③左关肝伤，血不营筋。肝养筋之故也。

④左尺水衰，左尺为肾脉位，本脉衰，腰膝痿痹。

## 实脉

【体象】

实脉有力，长大而坚，应指幅幅，三候皆然。

【主病】

血实脉实①，火热壅结。左寸心劳，舌强气涌；右寸肺病②，呕逆咽痛。左关见实，肝火胁痛③；右关见实，中满气痛，左尺见之，便闭腹疼④；右尺见之，相火亢逆。

【兼脉】

实而且紧，寒积稽留；实而且滑，痰凝为祟。

注：

①血实脉实：脉是反映血液流行的，故曰血实脉实。

②右寸脉，是肺脉，故肺脏疾患，在右寸肺脏脉来反映。

③左关部是肝脉，肝脏的虚实由左关部来反映，故左关见实，肝火胁痛。

④左尺部，是肾脉，肾脉实者，便闭腹疼。这因为肾为水脏，肾脏实热，伤肾阴则便秘。

## 长脉

【体象】

长脉迢迢，首尾俱端，直上直下，如循长竿。

【主病】

长主有余①，气逆火盛②。左寸见长，木实之殃；右关见长，土郁胀闷③。左尺见长，奔脉冲兢；右尺见长，相火专令④。

注：

①长主有余，是指见长脉得疾病不是虚证而是实证。

②气逆火盛，在这里气逆，是指气血循环失常气逆火盛之意也。

③右关见长，右关部是脾土脉，脾土失常则出现脾胃郁而胀闷。

④相火与君火相对而言。二火相应配合，温养脏腑，推动脏腑功能活动。一般认为相火的根源发自命门，寄于肝胆、三焦等脏腑内。

## 短脉

【体象】

短脉涩小，首尾俱俯，中间突起，不能满部。

【主病】

短而不及，为气虚证。短居左寸，心神不定①；短见右寸，肺虚头痛②。短在左关，肝气有伤③；短在右关，隔间为殃，左尺短时，少腹必疼；右尺短时，真火不隆④。

注：

①短居左寸，心神不定：左寸为心脉，心脉不畅，心神功能受限，故曰心神不定。

②短见右寸，肺虚头疼：肺与皮毛是一家，肺虚易受六阴淫之邪，导致外忒。头痛之外，还有肺虚清阳上不去，头脑亦可发生头痛。

③短在左关，肝气有伤：左关部，是肝脏脉，此脉短，肝功衰。

④右尺短时，真火不隆：右尺为命门脉，本脉寄于肝胆、三焦等脏腑内。

## 洪脉

【体象】

洪脉极大，状如洪水，来盛去衰，滔滔满指。

【主病】

洪为盛满，气壅火亢。左寸洪大，心烦舌破①；右寸洪大，胸满气逆②。左关见洪，肝木太过③；右关见洪，脾土胀热④。左尺洪兮，水枯便难⑤；右尺洪兮，龙火燔灼⑥。

注：

①左寸洪大，心烦舌破：左寸为心脉。左寸洪大，心脉过盛，心火上炎，故心烦舌破（舌为心之苗）。

②右寸为肺脉，肺脉洪大，肺热过盛。肺为金脏，金最怕火。火克金，此为五行学的相生相克之义也，故胸满气逆。

③左关是肝脉，此脉过盛时肝木太过。

④右关是脾土脉，此脉过盛，脾胃胀热。

⑤左尺脉洪，水枯便难。左尺脉为肾脉，此脉洪，热伤肾阴，故曰水枯便难。

⑥龙火燔灼，在这里龙火是指肾火而言。

## 微脉

【体象】

微脉极细，而又极软，似有若无，欲绝非绝。

【主病】

微脉模糊，气血大衰。左寸惊怯，髓竭精枯①。右尺得微，阳衰命绝②。

注：

①左寸微，心脉衰竭。气血大衰，髓竭精枯。

②右尺为命门脉。右尺得微，维持生命的阳气衰，故曰命绝。

## 细脉

【体象】

细直而软，累累萦萦，状如丝线，较显于微。

【主病】

细主血衰①，诸虚劳损。细居左寸，怔忡不寐②；细在右寸，呕吐气怯③。细入左关，肝阴枯竭④；细入右关，胃虚胀满⑤。右尺若细，泻痢遗精；左尺若细⑥，下元冷惫。

注：

①细主血衰。这因为脉细、洪与血液有关。

②细居左寸，怔忡不寐。细主血虚。左寸为心脉，细居左寸，是说心血不足，故怔忡不寐。

③细入右寸，肝气不足。右寸位为肺脉，细在右寸，说明易呕吐且易惊多虑。

④细入左关，左关为肝脉，故左关脉细，是肝阴不足之象。

⑤细入右关，是说胃阴不足影响正常消化，故胃胀满。胃主降，现胃阴不足该降

不降该升不升，故出现胃胀满。

⑥左尺若细，是说肾阴不足故遗精。

## 濡脉

【体象】

濡脉细软，见于浮分，举之乃见，按之即空。

【主病】

濡主阴虚，髓绝精伤。左寸见濡，健忘惊悸[①]；右寸见濡，膝虚自汗[②]，左关逢之，血不荣筋；右关逢之，脾虚湿浸[③]。左尺得濡，精血枯损[④]；右尺得之，火败命乖[⑤]。

注：

①左寸为心脉，本脉濡，心阴不足，故健忘惊悸。

②右寸见濡，膝虚自汗：脉搏较虚，容易出汗。

③右关为脾脉，故曰脾虚湿浸。

④左尺为肾脉，故左尺得濡，精血枯损。

⑤右尺为命门脉，右尺得本脉，火败命乖。

## 弱脉

【体象】

弱脉细小，见于沉分，举之则无，按之乃得。

【主病】

弱为阳陷[①]，真气衰弱。左寸心虚，惊悸健忘；右寸肺虚，自汗短气。左关木枯[②]，必苦挛急；右关土寒，水谷之痾。左尺弱形，涸流可征；右尺弱见，阴陷可验。

注：

①弱为阳陷。所谓的弱，是指人体能量不足而言。

②左关木枯，必有挛急的症状，这是肝阴虚不能养筋之故也。

## 紧脉

【体象】

紧脉有力，左右弹指，如姣转索，如切紧绳。

【主病】

紧主寒邪，又主诸痛。左寸逢紧，心满急痛①；右寸逢紧，伤寒咳嗽②，左关人迎，浮紧伤寒；右关气口，沉紧伤食③。左尺见之，脐下痛极④；右尺见之，奔豚疝疾。

注：

①左寸逢紧，心满急痛：左寸为心脉，本脉紧，寒极或血液浓度增大血液循环不畅，故心满胸痛。

②右寸逢紧，右寸肺脉，肺受寒邪则咳嗽。

③右关为脾胃脉，本脉沉伤食。

④左尺为肾脉，本脉紧，脐下痛极。

## 缓脉

【体象】

缓脉四至①，来往和匀，微风轻飔，初春杨柳。

【主病兼脉】

缓为胃气，不主于病，取其兼见，方可断正。浮缓风伤②，沉缓寒湿③；缓大风虚，缓细湿痹④；缓涩脾薄，缓弱气虚。右寸浮缓，风邪所居；左寸涩缓，少阴血虚。左关浮缓，肝风内鼓；右关沉缓，土弱湿浸。左尺缓涩，精宫不及；右尺缓细，真阳衰极。

注：

①缓脉一呼一吸脉动四次。

②浮缓风伤：浮缓脉，是六气异变所伤之脉。

③沉缓寒湿所伤。脉沉缓，是寒湿所伤。

④缓细湿痹所伤。

## 弦脉

【体象】

弦如琴弦，轻虚而滑；端直以长，指下挺然。

【主病】

弦为肝风，主痛主疟，主痰主饮①。弦在左寸，心中必痛②；弦在右寸，胸及头痛③。左关弦兮，痰疟癥④；右关弦兮，胃寒膈痛⑤。左尺逢弦。饮在下焦⑥；右尺逢弦，足挛疝痛⑦。

【兼脉】

浮弦支饮，沉弦悬饮。弦数多热，弦迟多寒。弦大主虚，弦细拘急。阳弦头痛，阴弦腹痛。单弦饮癖，双弦寒痼。

注：

①弦为肝的疾患，主痛疟疾，主痰饮的疾患。

②弦在左寸，心中必痛。左寸为心脉，弦为心血浓，心脏推动血液很吃力，心肌的负担加重，故心中必痛。

③弦在右寸，是说肺脉弦。肺主皮毛，外邪犯体表时头痛。

④左关是肝脉，肝脉弦痰、疟、癥病。

⑤右关弦兮，胃寒膈痛。右关部是脾胃脉。右关弦，是肝气犯胃之痛。

⑥左尺逢弦，饮在下焦。左尺为肾脉，肾脉弦，饮在下焦，这里饮，是指人体不必要的多余的体液而言。

⑦右尺逢弦，足挛疝痛。右尺为命门脉，本脉弦则命门虚，故出现足挛疝痛。

## 动脉

【体象】

动无头尾，其动如豆；厥厥动摇，必兼滑数。

【主病】

动脉主痛，亦主于惊。左寸得动，惊悸可断[1]；右寸得动，自汗无疑[2]。左关若动，惊及拘挛[3]；右关若动，心脾疼痛[4]。左尺见之，亡精为病；右尺见之，龙火奋迅。

注：

[1]左寸得动，惊悸可断，是说左寸为心脉，心脉得动，惊悸可断。

[2]右寸为肺脉，故右寸得动脉，易出汗。

[3]左关为肝脉，肝脉得此脉，心脾疼痛。

[4]右关为脾脉，此脉出现心脾疼痛。

## 促脉

【体象】

促为急促，数时一止；如趋而蹶，进则必死。

【主病】

促因火亢，亦由物停。左寸见促，心火炎炎[1]；右寸见促，肺鸣咯咯[2]。促见左关，血滞为殃[3]；促居右关，脾宫食滞[4]。左尺逢之，遗滑堪忧[5]；右尺逢之，灼热为灾。

注：

[1]左寸见促，心火炎炎。在这里，寸指左手寸部而言。故左寸部心脉见促，心火上炎。

[2]右手见促，肺鸣咯咯。右寸为肺脉，故右寸肺见促，肺热痰盛肺鸣咯咯。

[3]左关为肝脉，促见左关，肝阴血受热，故曰血滞为殃。

[4]右关为脾胃脉，促脉见右关，伤胃阴导致食滞。

⑤左尺为肾脉，肾得促脉，遗滑堪忧。

## 结脉

【体象】

结为凝结，缓时一止；徐行而怠，颇得其旨。

【主病】

结属阴寒，亦由凝积。左寸心寒，疼痛可决①；右寸肺虚，气寒凝积②；左寸心寒，疼痛可决③；右寸肺虚，气寒凝积④；左关结见，疝瘕必现⑤；右关结形，痰滞食停⑥。左尺结分，痿躄之疴⑦；右尺结分，阴寒为楚⑧。

注：

①左寸为心脉，此脉凝结，是阳虚阴盛之表现，故心寒、心痛。

②右寸为肺脉，本脉虚，气寒凝积。

③左寸为心脉，心脉流行不畅，导致心痛。是通不痛，痛不通之理也。

④右寸为肺脉，此脉虚，气寒凝结。

⑤左关部脉，出现此脉，疝瘕出现。

⑥右关结形，痰滞食停。右关部，是脾胃脉，本脉结分胃气不和，出现痰滞食停。

⑦左尺结分，痿躄之疴。左尺为肾脉，肾主骨，故出现痿躄之疴。

⑧右尺为命门脉，本脉寄于肝胆、三焦、脏腑内，以温养脏腑，推动脏腑功能活动。

## 代脉

【体象】

代为禅代，止有常数；不能自还，良久复动。

【主病】

代主脏衰，危恶之候①。脾土败坏，吐利为咎②；中寒不食，腹疼难治③。两动一止，三四日死；四动一止，六七日死。次第推求，不失经旨。

注：

①代脉主五脏之疾患，是危重之候。

②脾胃是人体消化食物，吸取机体所需要的能量，维持生命活动的脏器。如脾功能异常，则导致吐泻等异常消化。

③中寒不食，腹痛难治。在这里中，是指脾胃而言，脾阳虚不能消化食物，并有腹痛者难治。

## 革脉

【体象】

革大弦急，浮取即得；按之乃空，浑如鼓革。

【主病】

革主表寒，亦属中虚。左寸之革，心血虚痛①；右寸之革，金衰气壅②。左关遇之，疝瘕为祟③；右关遇之，土虚为疼④。左尺诊革，精空可必⑤；右尺诊革，殒命为忧。女人得之，半产漏下⑥。

注：

①左寸之革，心血虚痛。左寸为心脉，本脉革革，心血不足而导致痛痹。

②右寸，为肺脉，故右寸之革，金衰气壅。

③左关是肝脉，在左关出现本脉疝瘕为患。

④右关为脾胃脉，故曰右关出现革脉土虚为疼。

⑤左尺诊革，精空可必。左尺为肾脉，故曰左尺诊革，精空可必。

⑥女人得之，半产漏下。易流产后出血。

## 牢脉

【体象】

牢在沉分，大而弦实；浮中二候，了不可得。

【主病】

牢主坚积。病在于内。左寸之牢，伏梁为病[1]；右寸之牢，息贲可定[2]。左关见牢，肝家血积[3]；右关见牢，阴寒痞癖[4]。左尺牢形，奔豚为患[5]；右尺牢形，疝瘕痛甚[6]。

注：

[1]左寸为心脉，本脉牢，出现腹痛、腹泻、腹部包块。

[2]右寸为肺脉，本脉牢，胸闷息贲。

[3]左关是肝脉，故曰肝家血积。

[4]右关是脾胃脉，此脉见牢，阴寒痞癖。

[5]左尺牢形，奔豚为患。左尺为肾脉，故曰左尺牢形，奔豚（肾阳不足，寒气冲上的疾患）为患。

[6]右尺牢形，疝瘕痛甚。右尺为命门脉，命门脉寄于肝胆、三焦等脏腑内，推动功能活动。

## 散脉

【体象】

散脉浮乱，有表无里；中候渐空，按则绝矣。

【主病】

散为本伤，见则危殆。左寸之散，怔忡不寐[1]；右寸之散，自汗淋漓[2]。左关之散，当有溢饮；右关之散，胀满蛊疾。居于左尺，北方水竭；右尺得之，阳消命绝。

注：

[1]左寸之散，心血不足，故怔忡不寐。

[2]右寸之散，自汗淋漓。右寸为肺脉，肺主皮毛，肺失固表功能，故自汗淋漓。

## 芤脉

【体象】

芤乃草名，绝类慈葱；浮沉俱有，中候独空。

【主病】

芤脉中空，故主失血①。左寸呈芤，心主丧血②；右寸呈芤，相搏阴伤③。芤入左关，肝血不藏④；芤现右关，脾血不摄⑤。左尺如芤，便红为咎⑥；右尺如芤，火炎精漏⑦。

注：

①芤脉中空，故主失血。人体大量急性出血，脉管里血液不满，出现横断面，形成凹的现象，故芤脉出现两边实、中间空的现象。

②左寸呈芤，心主丧血。左寸为心脉，故左寸呈芤，心丧血。

③右寸呈芤，相搏阴伤。右寸为肺脉，肺脉芤，为肺阴血不足象。

④芤入左关，肝血不藏。左关为肝脉，故芤见左关，肝血不藏。

⑤芤现右关，脾血不摄。右关为脾脉，故曰芤现右关，脾血不摄。

⑥左尺如芤，便红为咎。左尺为肾脉，肾阴不足，出现芤脉时便血。

⑦右尺如芤，火炎精漏。右尺为命门脉，出现芤脉，为命门阴虚火旺之象。

## 伏脉

【体象】

伏为隐伏，更下于沉，推筋着骨，始得其形。

【主病】

伏脉为阴，受病入深。伏犯左寸，血郁之证①。伏居右寸②，左关值伏，肝血在腹③；右关值伏，寒凝水谷④。左尺伏见，疝瘕可验⑤；右尺伏藏，少火消亡。

注：

①伏犯左寸，血郁之证。左寸为心脉，故本脉郁则心血循环不畅，出现血郁之证。

②伏居右寸，气郁之病。右寸为肺脉，本脉出现伏脉，出现气郁之证。

③左关值伏，肝血在腹。左关为肝脉，此脉值伏，肝血在腹。

④右关值伏，寒凝水谷。右关为脾胃之脉。

⑤左尺伏见，疝瘕可验。左尺为肾脉，本脉伏则疝瘕可验。

# 疾脉

【体象】

疾为急疾，数之至极七至八至，脉流薄疾。

【主病】

疾为阳极，阴气欲竭①；脉号离经，虚魂将绝②；渐进渐疾，且多殒灭③。左寸居疾，勿戢自焚；右寸居疾，金被火乘。左关疾也，肝阴已绝；右关疾也，脾阴消竭。左尺疾兮，涸辙难濡；右尺疾兮。赫曦过极。【到此】

注：

①疾为阳极，阴气欲竭。疾脉出现阳气过盛，故曰阴气欲竭。将失去阴阳平衡，故曰阴气欲竭。

②脉号离经，虚魂将绝。脉波过快，其命难保。

③渐进渐疾，且多殒灭。脉波渐疾，多殒其命。

总而言之，依据脉搏的快慢来判断寒热，脉搏的有力无力来判断患者元气的虚实，脉搏的粗细来判断患者的血液存亡，脉位的浮沉来判断病在表或病在里。

第 3 章

# 脉诊对中医诊断、治疗的意义

脉诊，是中医辨证论治的主要依据。故中医辨证论治，不可不论脉诊。脉学里所论的一句一言都包含其病因病机。下面举例说明脉与病因病机的关系。

## 第一节　浮数脉

浮数脉不是一种脉象，是浮脉与数脉的合并脉象。

浮脉多见于表证，数脉多见于热证。故浮数脉，多见于外感、风寒伤体表营卫而导致的脉象。

此时此刻发汗解表，排除寒邪伤体表营卫的邪气。所以治外感药方组成多为发汗解表的药物，为主药。

## 第二节　芤脉

芤脉出现于女人崩漏或外伤大量出血后。

芤脉持续时间短暂。因为人之血管有弹力，血液充满血管时脉实。如突然失血时，血管里血液不满，出现脉管两边实、中间虚的芤脉。但芤脉持续时间短暂，这是因为人之血管有弹力，血管管腔里血液不满时脉管缩小变成细脉。

此时此刻不少临床医生立法方药时以补血为主。如大量出血之后用大量补血剂，会导致水肿，失血后气虚不能推动大量血液之故也。

# 第 4 章

# 脉搏与季节的关系

1.春日气候温暖，大地苏醒，植物萌芽，昆虫复活，形成生机勃发的季节。人应生发之气，腠理疏松，血管扩张，气血流行之象，好像冬季地面积雪、结冰化开流入大江之象，故曰春脉弦。

2.夏日天气炎热，植物繁盛，万物畅发，形成阳气极盛的季节。人应成长之气，腠理疏松，血流加速，脉道充盈，机体代谢旺盛，故脉来盛去衰，且有冲和之象，此为夏日的平脉。"夏者心也，南方兆也，万物之所以盛长也，故其气来盛去衰，故曰钩。"

3.秋日阳气渐衰，凉气渐深，草木凋尽，昆虫收藏，形成了一个收藏的季节。人应收缩气，所以腠理致密，汗孔收缩，故脉在肤下，此为秋日的平脉。

4.冬日气候严寒，冰封地冻，万物潜藏，形成了一个潜藏的季节。人应闭藏之气，所以腠理致密，阳气内潜，所谓"天寒日阴，则人血凝泣"，故脉来在骨，沉而搏坚，且有冲和之象，此为冬日的平脉。

## 《四言举要》注解

脉乃血脉①，气血之先②，血之隧道③，气息应焉④。其象法地⑤，血之腑也⑥，心之合也，皮之部也⑦。资始于肾，资生于胃⑧，阳中之阴，本乎营卫⑨。营者阴血，卫者阳气，营行脉中，卫行脉外。脉不自行，随气而至，气动脉应，阴阳之义。

注：
①中医学所言的脉就是指血脉而言。
②气血之先，是说人体气血循环通过血脉的循环来完成。
③血之隧道，脉就是人体血液流行的通道。
④气息应焉，是说脉搏与呼吸有密切的关系，呼吸快，脉搏也快。
⑤其象法地，效法自然界大地一样，地面上的大大小小的江河水，灌大地生长万物一样通过血脉循环，完成生物体的新陈代谢。
⑥血之腑也：人体胸腹，是血液所处的场所。
⑦心之合也，皮之部也：血脉通过心脉供给全身。其华在皮毛。

⑧资始于肾，资生于胃：人之气血始于肾，生于胃。

⑨阳中之阴，本乎营卫：营者阴血，卫者阳气，营行脉中，卫行脉外，故卫者得护体表，营者行脉内营养全身。

## 四季的正常脉

经言春脉弦，夏脉钩，秋脉毛，冬脉石，是为四时之正常脉象。春脉弦者，春为万物始生之季节，其脉之来，初春江边垂柳随风舞之象。

有些中医学者认为，夏脉钩者，心南方火也，万物之所茂，垂枝布叶，皆下曲如钩，故其脉之来疾去迟，故曰钩。夏脉钩者，夏日万物所茂，故夏脉来钩。如上钩的鱼拉钩线之猛。

秋脉毛者，肺西方金也，万物之所终，草木华叶，皆秋而落，其枝独在，若毫毛也。故其脉之来，轻虚以浮，故曰毛。

冬脉石者，肾北方水也，万物之所藏也，盛冬之时，水凝如石，故其脉之来，沉濡而滑，故曰石。此四时之脉象也。

经言少阳之至，乍大乍小，乍短乍长。阳明之至，浮大而短。太阳之至，洪①大而长。太阴之至，紧大而长。少阴之至，紧细而微②。厥阴之至，沉短而敦③。此六者，是平脉耶？将病脉耶？

然：皆王脉④也。

其气以何月，各王几日？

然：冬至⑤之后，得甲子⑥少阳王，复得甲子阳明王，复得甲子太阳王，复得甲子太阴王，复得甲子少阴王，复得甲子厥阴王，王各六十日，六六三百六十日，以成一岁，此三阳三阴之王时日大要也。

词解：

①洪：是阳脉一种，脉幅大而有力，满于指下，来时盛大，去时较弱。

②微：属于气血不足的脉象，脉细而软，几乎不能触及，若有若无，呈衰微的现象，即为微脉。

③敦：是厚的意思。在这里是形容脉象的敦厚稳重。

④王脉：王与旺通，即旺盛的意思。在每一时令季节中，适应气候正常变化所表现的脉象，统称为旺脉。如春弦、夏钩、秋毛、冬石等，都属于当令的旺脉之类。

⑤冬至：节令的名称，通常都在阴历的十一月，即阳历十二月二十二日或二十三日，太阳的运转在这一天经过冬至之点。一般说冬至一阳生，就是从这天起，昼渐长、夜渐短。

⑥甲子：是古人纪年月日时的符号，甲是十天干之首，子是十二地支之首，以十天干依次分配十二地支，如甲子、乙丑、丙寅等，共得六十个干支，称为花甲，用它来纪日，从甲子日起，到癸亥日止，共为六十天。

## 六气分节、主气图

初气（大寒至春分）0° ~ 60°

二气（春分至小满）60° ~ 120°

三气（小满至大暑）120° ~ 180°

四气（大暑至秋分）180° ~ 240°

五气（秋分至小雪）240° ~ 300°

六气（小雪至大寒）300° ~ 360°

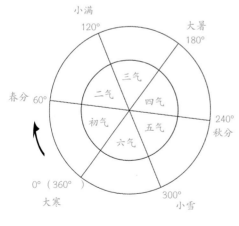

六气分节图

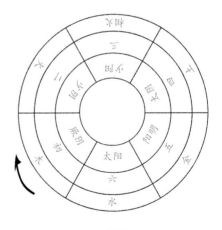

主气图

第 5 章

# 脉学在临床

## 第一节　脉学的理论根据

中医学，是以阴阳五行学论为理论基础的东方医学。天变地变，阴阳五行不会变。可惜，当前人们随便违背阴阳五行真理。如女人的月经上、中、下循环。它在下则为月经，在中则为怀胎，在上则为奶。这是不可违背的生理规律。

临床实践证明在疾病的发展过程中，脉象的变化迅速而明显，犹如窥视人体内脏生理功能与病理变化的一面镜子，如脏腑的虚实、气血的盛衰、津液之盈亏、胃气的存亡、病情的轻重、病邪的性质、预后的吉凶，都能较为客观地从脉诊反映出来。由于脉诊在临床上有很大的诊断价值，脉诊已成为中医诊病的重要依据，是中医独具特色的诊法之一。

## 第二节　左右寸、关、尺的脉位

患者右手寸部皮层为肺脉，关部为脾脉，尺部为命门脉。

患者左手寸部在血管层搏动的脉象，是心脉；在关部筋层搏动的脉象，是肝脉；左手尺部搏动的脉象，是肾脉。

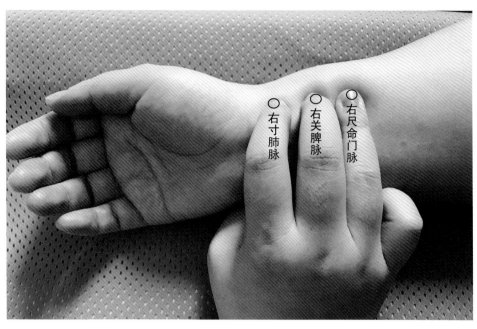

○右寸肺脉 ○右关脾脉 ○右尺命门脉

患者右手寸、关、尺脉位

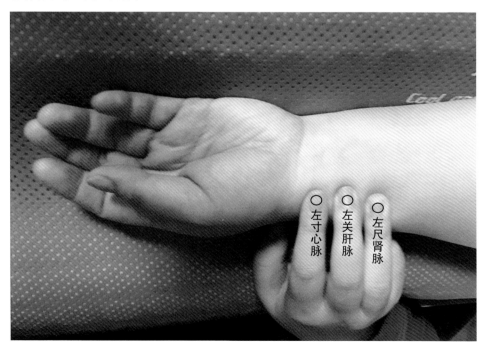

○左寸心脉 ○左关肝脉 ○左尺肾脉

患者左手寸、关、尺脉位

## 第三节 病例分析

### 浮数脉病例

【患者】姓名：李某某；性别：女；年龄：43 岁；地址：延吉市公园街园辉胡同。

【初诊日期】2018 年 3 月 19 日。

【症状】患者发热，恶寒，头痛已有 2 天，脉浮数。

浮数脉为浮脉与数脉的合并脉。浮数脉为表热的脉象。

请看下面脉位照片。

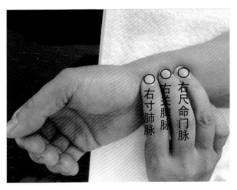 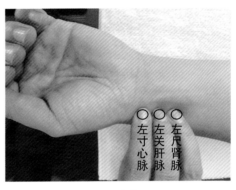

患者右手寸、关、尺脉位　　　　　患者左手寸、关、尺脉位

患者右手寸部肺脉正常搏动的脉位，是右手寸部皮层（三菽之重压力）。患者右手关部脾脉正常搏动的脉位，是右手关部肌肉层（九菽之重压力）。患者右手尺部命门脉搏动的脉位，是右手尺部骨表层（十五菽之重压力）。这位患者左右手寸、关、尺脉皆浮数。

在这里浮为表，数为热。合而言本脉为外感风寒的表热证。

【治法】发汗解表。

【方药】加味香苏散。

## 芤脉病例

【患者】姓名：金某某；性别：女；年龄：36 岁；地址：延吉市公园街。

【初诊日期】2017 年 2 月 6 日。

【症状】患者大量阴道出血已有两天。患者口干，心慌，头晕，全身无力，脉芤①。

注

①芤脉中空，故主失血。人体大量急性出血后，脉管里血液不满，出现血管横断面形成凹的现象，故出现芤脉。

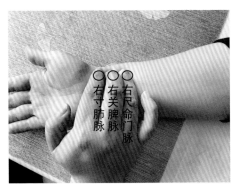

患者右手寸、关、尺脉具芤

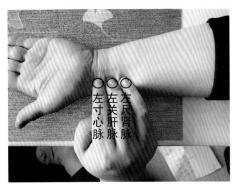

患者左手寸、关、尺脉同时出现芤脉

【治法】益气生血

【处方】补中益气汤

【方药】土白术 20g、黄芪 10g、红参 10g、当归 10g、陈皮 10g、柴胡 5g、升麻 5g、甘草 7.5g、干姜 3.5g、大枣 10g。

【方解】补中益气汤名，是省略主语的汤名。本方完整的汤名是：李东垣补中益气汤。

方名之意，是补土益气之意。本方为益气生血的圣方。

对大量急性出血，如外伤大出血、妇人崩漏大出血，中医用四物汤来补血。临床实践证明对大量出血患者用四物汤补血，病情加重。因为大量出血大伤元气，故气虚不能推动血液循环，导致水肿。

## 脾虚病例

【患者】姓名：郑某某；性别：女；年龄：43 岁；地址：吉林省图们市。

【初诊日期】2017 年 5 月 20 日。

【症状】患者食欲不振，全身无力，四肢发凉已有年余。

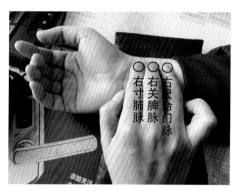

右手关部脾脉无力

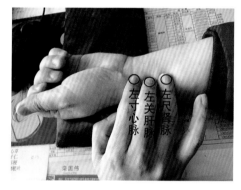

左手关部肝脉弦

【诊断】脾虚。

【处方】加味四君子汤

【方药】白术 15g、红参 10g、白茯苓 10g、甘草 7.5g、砂仁压成面 10g、木香 5g、干姜 5g、大枣 10g。

【第二诊日期】2017 年 6 月 1 日。

患者服用上方 10 服诸症痊愈。

## 沉脉病例

在前面已讲过左右寸、关、尺脉搏动的正常位置各不同。如右手寸部肺脉搏动的正常脉位在右手寸部皮层。左手寸部心脉搏动的正常脉位在左手寸部血管层。右手关部脾脉，搏动的正常位置在右手关部肌肉层。左手关部肝脉搏动的正常位置在左手关部筋层。右手尺部命门脉搏动的正常脉位在右手尺部骨表层。左手尺部肾脉搏动的正常脉位在左手尺部骨表层。

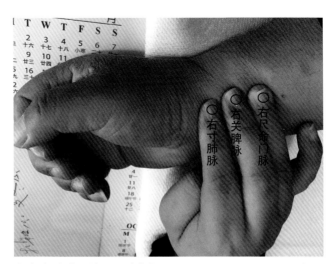

患者右手寸、关、尺脉俱沉

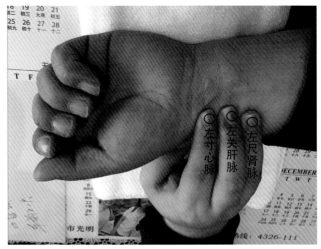

患者左手寸、关、尺脉俱沉

## 脾胃热盛唇裂病例

【患者】姓名：刘某某；性别：女；年龄：42 岁；地址：敦化市。

【初诊日期】2008 年 9 月 12 日。

【症状】口干唇裂，大渴引饮，多食易饥，口臭，大便秘结，舌红苔黄厚腻，脉滑数。

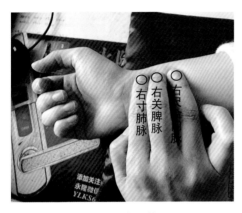

患者右手寸、关、尺脉滑数

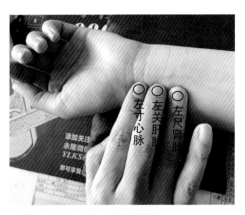

患者左手寸、关、尺脉滑数

【治法】清泄脾胃实热。

【处方】清胃散加减。

【方药】沙参 15g、麦冬 10g、干地 7.5g、当归 10g、丹皮 10g、黄连 2.5g、升麻 7.5g、生地 10g、石膏 10g、大枣 2.5g。

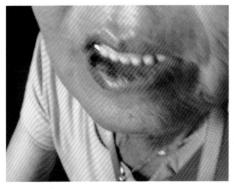

唇红干裂

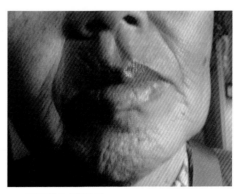

口干唇裂愈后照片

【二诊日期】2008年9月22日。

患者服用上方10服，诸症痊愈。参见愈后的照片。

【方解】沙参：味甘，性凉，清热养阴，润肺。麦冬：味甘，微苦，微寒。功效：润肺清热，益胃生津。干地：滋阴，凉血，主治阴虚发热，热病伤阴。当归：味甘、辛，归肝、心、脾经，补血，活血，调经，止痛，润肠。丹皮：苦、辛，微寒，清热凉血，活血散瘀。黄连：味苦，性寒，归心、肝、胃、大肠经，清热燥湿，泻火解毒。升麻：发表透疹，清热解毒，升举阳气。石膏：味辛、甘，大寒，清热泻火，止渴除烦。

## 产后恶露不绝，脉涩病例

【患者】姓名：刘某某；性别：女；年龄：34岁；地址：延吉市河南街。

【初诊日期】2008年9月20日。

【症状】患者产后月余，恶露不绝，脉涩。

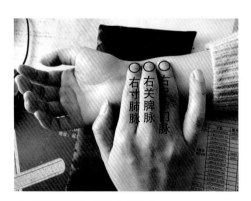
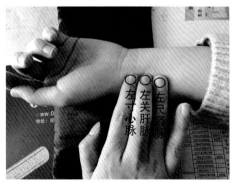

产后恶露不绝病例右侧脉涩　　　　　　　产后恶露不绝病例左侧脉涩

脉涩蹇滞，如刀刮竹，迟细而短，三象俱足。涩为少血，亦主精伤。寸涩心痛，或为怔忡。关涩阴虚，因而中热，右关土虚，左关胁胀，尺涩遗淋，血利而决，孕为胎病，无孕血竭。涩而坚大，为其实热；涩而虚软，虚火炎灼。

超声波诊断，宫腔积血。中医辨证为"产后腹痛"，治宜活血化瘀。注意事项：产后多虚，慎用破瘀化瘀药，恐伤元气。

产后恶露不绝，多有产后胞宫空虚，寒邪乘虚入胞，血为寒凝，瘀血内阻，冲任失畅，血不归经，以致恶露淋沥，日久不净。我们在临床所见的恶露不绝者，其绝大多数，除恶露淋沥之外，兼有关节酸痛、腹痛、恶心、食欲不振、脉涩舌绛等虚中夹实的症状，故立法方药要全面。

【处方】补虚汤。

【方药】白术 20g、红参 10g、当归 10g、川芎 10g、黄芪 10g、陈皮 10g、甘草 7.5g、干姜炒黑 5g、大枣 10g。

【方解】白术：味甘、苦，味甘补脾，味苦燥湿健脾。红参：补五脏，大补元气。当归：补血。川芎：活血止痛。黄芪：补津益气。陈皮：理气健脾，燥湿化痰。甘草：调和诸药。大枣：补脾胃，调营卫，解药毒。

## 脾病病例

【患者】姓名：郑某某；性别：女；年龄：36 岁；地址：龙井市。

【初诊日期】2013 年 5 月 4 日。

【症状】患者食后腹胀、便溏、食欲不振、全身无力，脉沉无力。

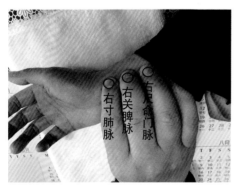

患者右手寸、关、尺脉沉无力

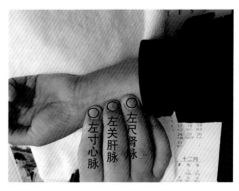

患者左手寸、关、尺脉沉无力

【诊断】脾虚失运。

【治法】甘温健脾。

【处方】加味四君子汤。

【方药】土白术 20g、白茯苓 10g、红参 10g、甘草 7.5g、木香 5g、砂仁 10g、白豆蔻 5g、陈皮 10g。

二诊日期：2013 年 5 月 15 日

患者用上方 10 服，食欲大增。便溏、食欲不振、全身无力等症状减半。此次再予上方 10 服。

三诊日期：2013 年 5 月 26 日

患者服用上方 20 服，诸症已愈。

## 沉迟无力脉病例

【患者】姓名：金某某；性别：女；年龄：36 岁；地址：延吉市。

【初诊日期】2015 年 6 月 6 日。

【症状】小腹隐痛，喜按，便溏，尿频数不爽，形寒肢冷，面色㿠白，舌质淡嫩。脉沉迟无力。

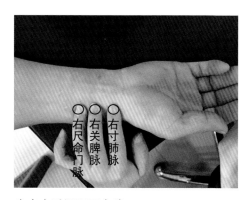

患者右手沉迟无力脉

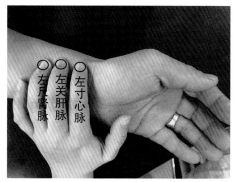

患者左手沉迟无力脉

【病理】心与小肠相表里，心火不足，不能温煦小肠，则小肠虚寒。小肠位于小腹，故小腹隐痛。揉按腹部可助阳气，故腹痛喜按。阳虚则膀胱不固。手太阳小肠，足太阳膀胱，手太阳虚，足太阳随之必虚，虚则不固，故尿频数，尿少便溏。阳虚生外寒，故形寒肢冷，脉沉迟。

【治法】温中散寒。

【处方】附子理中丸。

【方药】土白术 20g、红参 10g、白茯苓 10g、甘草 7.5g、干姜 10g、附子 2.5g。

【方解】土白术：味苦、甘，味苦燥湿、健脾，味甘补脾。红参：大补元气。白茯：苓渗湿，健脾。干姜：味辛，性热。功效：温中散寒，回阳通脉，温中化饮。附子：辛、甘、热，有毒，归心、肾、脾经。

【功效】回阳救逆，助阳补火，散寒止痛。

## 数脉病例

【患者】姓名：郑某某；性别：女；年龄：49 岁；地址：图们市。

【初诊日期】2013 年 10 月 19 日。

【症状】口大渴多饮，小便频多，大便如常。舌面赤裂，咽干发热。脉数。

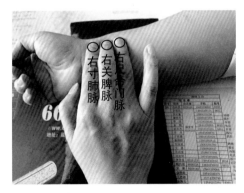

患者右手数脉

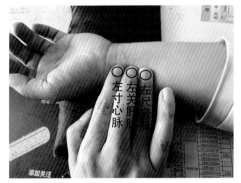

患者左手数脉

【病理】胃火熏灼，或心火移热于肺，肺阴耗伤，津液不布，故口大渴多饮，小便频多。舌为心之苗，肺系于咽，心肺火盛，故面赤裂，咽发热。

【治法】清热养阴止渴。

【方药】（祖传方）熟地 10g、牡丹皮 10g、山药 10g、党参 15g、枸杞子 10g、羊藿叶 10g、五味子 2.5g、麦冬 10g。

【方解】熟地：味甘，微温，归肝、肾经。功效：补血滋阴，益精填髓。牡丹皮：味苦、辛，微寒，归心、肝、肾经。麦冬：味甘苦，微寒，归心、肺、胃经，养阴润肺，益胃生津，清心除烦。

【功效】清热凉血，活血散瘀。

## 细数脉病例

【患者】姓名：南某某；性别：女；年龄：45 岁；地址：延吉市。

【初诊日期】2013 年 4 月 6 日。

【症状】患者失眠已有年余，健忘多梦，手足心热，口舌生疮。舌红少苔，脉细数。

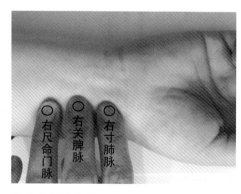

患者右手脉细数

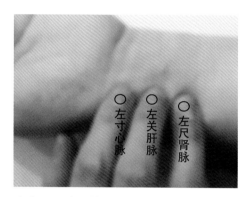

患者左手脉细数

【病理】心主血，藏神，心阴不足则心神不安，故失眠多梦，心悸烦恼。阴虚阳盛故心烦热，口舌生疮。

【治法】滋阴清热，补心安神。

【处方】天王补心丹。

【方药】红参 10g、玄参 10g、丹参 10g、天冬 10g、麦冬 10g、远志 5g、柏子仁 10g、枣仁 10g、五味子 2.5g、白茯苓 10g、当归 10g、生地黄 7.5g、桔梗 10g、朱砂 2g。

【方解】本方为治心肾阴亏、虚火妄动、神志不安之证而设。心主藏神，肾主藏精，只有精血充足，水火互济，才能使神志安宁。若思虑过度，心血暗耗，血少阴亏，阴虚舌内热，虚火扰心神，神不守舍，而致心悸失眠，肾阴不足，髓空虚，故健忘。

生地黄：清热凉血，养阴生津。红参：大补元气，养血生津，凝神益智。丹参：活血通络，凉血消肿，除烦清心。玄参：清热凉血，滋阴解毒。白茯苓：利水渗湿，益神宁心。天冬、麦冬：滋阴清热，生津养液，壮水制火，使虚火无以扰神；枣仁、柏子仁：养心安神。丹参、当归：补血活血，养心除烦；五味子：涩精敛汗，宁心安神；远志：味辛，微温，归心、肾、肺经。功效：宁心安神，祛痰开窍，消散痈肿。

## 小儿肺炎病例

【患者】姓名：金某某；性别：女；年龄：5 岁；地址：龙井市安民街。

【初诊日期】2014 年 11 月 21 日。

【症状】咳嗽频频，气喘。胸部听诊双肺中、下叶可听到捻发性啰音。脉浮数。中医诊断为咳嗽，西医诊断为肺炎。

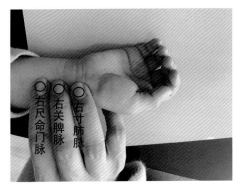

患儿右手寸、关、尺脉皆浮数

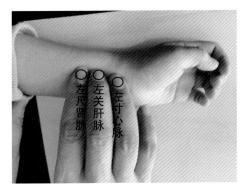

患儿左手寸、关、尺脉皆浮数

【治法】清肺定喘止咳。

【处方】清肺定喘汤。

【方药】桑皮 10g、杏仁 10g、石膏 10g、葶苈子 10g、干地 10g、玄参 10g、款冬花 10g、麦冬 10g、远志 5g、土白芍 10g、半夏 10g、苏子 10g、前胡 10g、黄芩 10g、桔梗 10g。

【方解】葶苈子：味甘、辛，性大寒。功效：泻肺平喘，利水消肿。干地：清热血，养阴生津。玄参：味苦、咸，微寒，入肺、肾经，滋阴降火，润燥生津，消肿解毒，滋阴降火。半夏：燥湿化痰。苏子：味辛，性温，降气化痰，止咳平喘，润肠通便。款冬花：味辛、甘，性温化痰，止咳。麦冬：味甘，微苦，润肺清心，益胃生津。桑皮：味甘，性寒。治肺热、咳嗽，对小儿肺炎其效如神。前胡：味苦、辛，微寒，散风清热，降气化痰止咳。黄芩：味苦，性寒，燥湿解毒。桔梗：味苦、辛，微温，散寒祛痰，排脓。主治：外感咳嗽，咽喉肿痛。远志：辛、苦，性温，益智安神，散郁化痰。土白芍：味苦、酸，性凉，养血，敛阴。杏仁：味苦、辛，性温。石膏：味辛、甘，性大寒。

【二诊日期】2014 年 11 月 26 日。

患儿服用上方 3 服诸症痊愈。

## 眼睑炎（麦粒肿）病例

【初诊日期】日期 2014 年 8 月 10 日

【症状】眼睑炎（麦粒肿）。

脉弦。

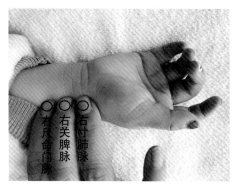

患者右手寸、关、尺脉弦

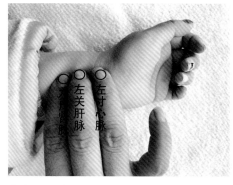

患者左手寸、关、尺脉弦

【治法】清肝明目，活血化瘀。

【处方】洗肝明目汤。

【方解】川芎 15g、黄连 2.5g、当归 10g、黄芩 10g、栀子 10g、赤芍药 10g、石膏 10g、连翘 10g、生姜 5g、防风 7.5g、荆芥 2.5g、蔓荆子 10g、薄荷 10g、羌活 7.5g、白蒺藜 10g、菊花 10g、桔梗 10g、草决明 10g、甘草 10g

【二诊日期】2010 年 8 月 20 日。

患儿服用前方 10 服诸症痊愈，请参看右下照片。

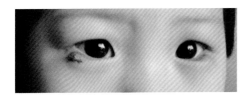

小儿眼睑炎照片

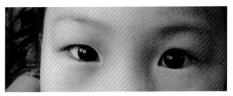

愈后照片

## 小儿睾丸肿大病例

【患者 1】姓名：吴某某；性别：男；年龄：4 岁；地址：吉林省延吉市。

【初诊日期】2011 年 7 月 5 日。

【症状】左侧睾丸肿大，时有疼痛。

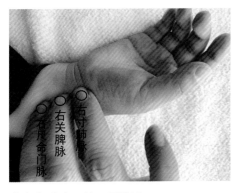

患者右手寸、关、尺脉弦

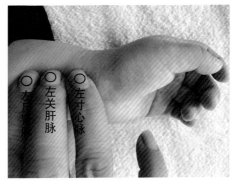

患者左手寸、关、尺脉弦

【病因】睾丸水肿是膀胱气化异常、痰饮停留睾丸的疾患。

【症状】睾丸水肿,微热,舌质淡红,舌苔薄白,脉弦。

【治法】清热利湿,消肿散解。

【患者2】姓名:崔某某;性别:男;年龄:4岁;地址:吉林省延吉市。

【诊断】睾丸水肿。

【治法】清热利湿,消肿散解。

【处方】加味五苓散。

土白术20g、桂枝10g、泽泻10g、猪苓15g、栀子7.5g、万年蒿7.5g。

【方解】桂枝:辛温,解太阳基表,膀胱气化。土白术:味苦,性温,燥湿健脾。猪苓、泽泻:甘淡,渗湿(化决渎之气),水道不利,散水饮内廷。栀子、万年蒿:清热利湿,凉血解毒,消肿止痛。

【疗效】患者服用上方10服,睾丸水肿痊愈。

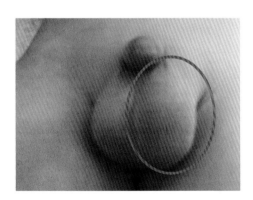 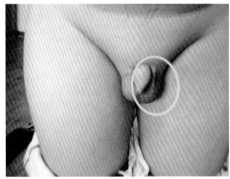

治疗前睾丸水肿照片　　　　　　治疗后照片

## 女小儿乳头肿瘤病例

【患者】姓名:张某某;性别:女;年龄:4岁;地址:吉林省延吉市。

【初诊日期】2011年5月18日。

【症状】患儿左侧乳头上长乳白色绿豆粒大的硬肿块,已有一年之久,不痛不痒。最近肿块明显增大,现大如赤豆粒(参看图5-1)。舌质淡红,舌苔薄白,脉数。

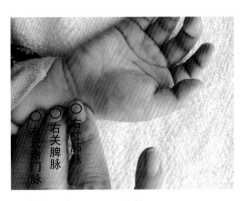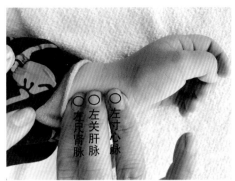

患者右手寸、关、尺脉数　　　　　　患者左手寸、关、尺脉数

【诊断】乳头瘤。

【治法】化气利水，排毒消瘤。

【处方】加味天乙丸。

【方药】长白山红参 10g、麦冬 10g、泽泻 10g、猪苓 10g、白茯苓 10g、白茯神 10g、赤茯苓 10g、滑石 10g、灯芯草 10g、朱砂 0.25g。

【二诊日期】2011 年 5 月 23 日。

患者服用上方 5 服，乳头瘤缩小一半（参看图 5-2）。此次再予上方 5 服。

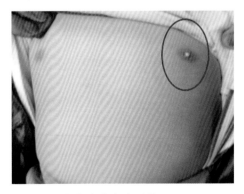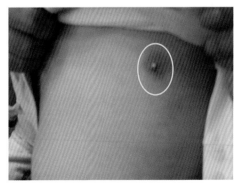

图 5-1　小女孩乳头瘤照片　　　　　图 5-2　治疗后乳头瘤缩小一半

## 紫斑（过敏性紫癜）

【患者】姓名：朴某；性别：男；年龄：9岁；地址：吉林省延吉市。

【初诊日期】2009年12月30日。

【症状】下肢紫癜，关节疼痛，腹痛，舌淡红，苔白厚（参看图5-3、图5-4）。脉弦数。

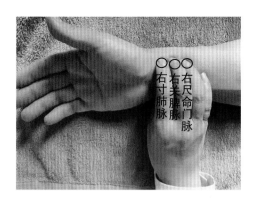

右手寸、关、尺脉弦数

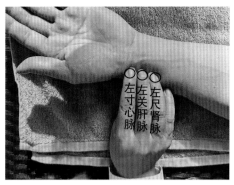

左手寸、关、尺脉弦数

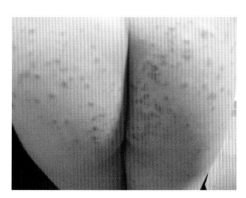

图5-3　臀部紫癜

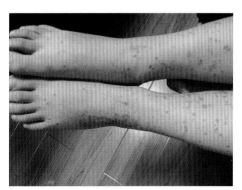

图5-4　下肢紫癜

【诊断】丹斑（过敏性紫癜）。

【治法】益气摄血，滋阴降火，凉血止血，活血化瘀。

【方药】早饭前服用益胃升阳汤：土白术20g、长白山野生黄芪10g、长白山红参10g、干姜7.5g、当归10g、陈皮10g、甘草10g、升麻7.5g、柴胡5g、黄芩3.5g、大枣10g。

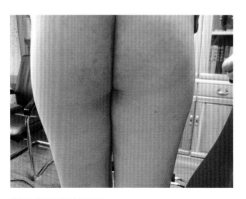

服药后的臀部照片

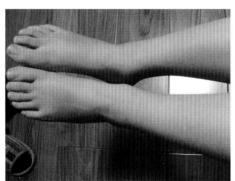

服药后的下肢照片

中午饭前服用金仁方：牡丹皮 10g、当归 10g、薏苡仁 10g、地丁 10g、元胡 10g、金银花 10g、陈皮 10g、土白术 10g、乳香 15g、大黄 5g、甘草 10g、蒲公英 10g、茯苓 10g、苍术 15g。

## 水痘病例

【患者】姓名：金某；性别：男；年龄：18 岁；地址：吉林省延吉市。

【初诊日期】2008 年 5 月 2 日。

【症状】满面起绿豆大的水痘，发烧（39℃）。咽喉红肿，滴水难咽，腹痛，便血（参看照片 1、2）。

脉浮数。

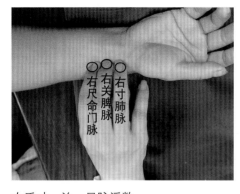

右手寸、关、尺脉浮数

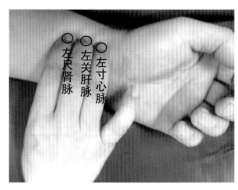

左手寸、关、尺脉浮数

【诊断】水痘。

【治法】清热解毒。

【方药】自拟方（牡丹皮15g、赤芍10g、生地10g、川芎10g、金银花5g）。

【二诊日期】2008年5月7日。

患者服用上方5服，诸症减轻（参看照片3、4）。

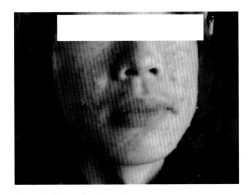

水痘病例照片1（面部）

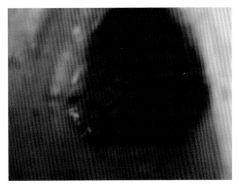

水痘病例照片2（口腔）

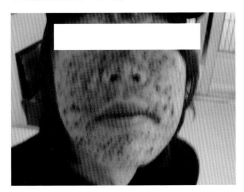

水痘病例照片3

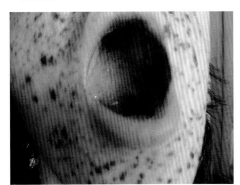

水痘病例照片4

早饭前服用柴平汤：柴胡10g、红参10g、甘草7.5g、黄芩10g、苍术10g、厚朴10g、陈皮10g、干姜5g、大枣10g。晚饭前服用竹叶石膏汤：竹叶10g、石膏10g、陈皮10g、五味子7.5g、半夏10g、甘草10g、红参10g、麦冬10g、干姜10g、大枣10g。

【三诊日期】2008 年 5 月 17 日

患者服用上方各 5 服，诸症痊愈（参看照片 5）。

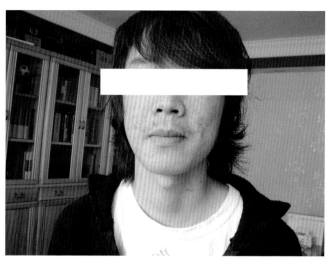

水痘病例照片 5

## 小儿厌食病例

【患者】姓名：金某某；性别：女；年龄：5 岁；地址：延吉市河南街极美水岸。

【初诊日期】2004 年 3 月 13 日。

【症状】小儿生来厌食，体瘦。脉沉无力。

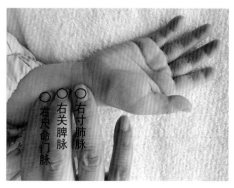

右手寸、关、尺脉皆无力

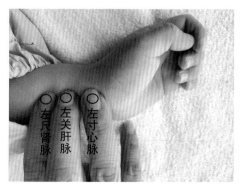

左手寸、关、尺脉皆无力

【诊断】脾胃虚，消化功能弱。

【治法】燥湿健脾。

【处方】加味异功散。

【方药】白术10g、红参10g、白茯苓10g、甘草7.5g、砂仁7.5g、枳壳5g、木香5g、干姜3.5g、大枣10g、

【方解】白术：味甘、苦，甘健脾，苦燥湿。红参：补五脏，明目益气。砂仁：味辛，性温，健胃消食。白茯苓：利水渗湿，健脾宁心安神。枳壳：味苦、酸，微寒，破气，行痰，散积，消痞。木香：行气止痛，用于脾胃湿。

患儿用上方10服，食欲大增，体重增加1.5kg。

## 输卵管堵塞不孕病例

【患者】姓名：安某某；性别：女；年龄：34岁；地址：吉林省延吉市。

【初诊日期】2013年11月6日。

【症状】月经周期尚可，经量少，经色暗，痛经（轻度），经行腰痛，肩胛疼痛，胃脘痞满，消化不良，下腹、手脚凉，便秘。舌：淡红。苔：薄白。脉：沉迟。（参看影像学照片1）

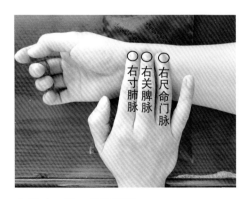

右手寸、关、尺脉沉迟

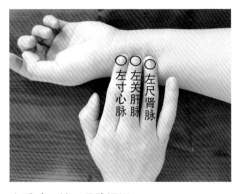

左手寸、关、尺脉沉迟

【诊断】继发性不孕（人流1次，药流1次）。左侧输卵管堵塞。

【治法】温经散寒，养血祛瘀，通畅卵管。

【处方】加味安氏土芍汤 15 服。

【方药】红参 15g、当归 10g、牡丹皮 10g、半夏 10g、甘草 10g、肉桂 7.5g、麦冬 10g、阿胶 10g、川芎 15g、吴茱萸 7.5g、干姜 7.5g、益母草 7.5g、香附子 10g、土白芍 10g。

【二诊日期】2013 年 11 月 23 日。

患者服用上方 15 服，下腹凉、便秘、手脚凉等症状减轻，此次又予上方 15 服。

加味安氏土芍汤：红参 15g、当归 10g、牡丹皮 10g、半夏 10g、甘草 10g、肉桂 7.5g、麦冬 10g、阿胶 10g、川芎 15g、吴茱萸 7.5g、干姜 7.5g、益母草 7.5g、香附子 10g、土白芍 10g。

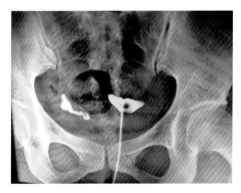 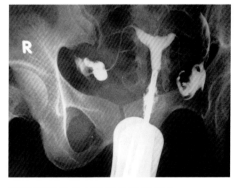

影像学照片 1（左侧输卵管堵塞）　　　影像学照片 2（通畅的输卵管）

【三诊日期】2013 年 12 月 7 日。

患者服用上方 30 服，经行腰痛、肩胛疼痛、胃脘痞满、消化不良、下腹发凉等症状明显减轻。此次再予上方 10 服。

【四诊日期】2013 年 12 月 18 日。

患者服用上方 40 服，输卵管堵塞明显好转，此次又予上方 10 服。

【五诊日期】2013 年 12 月 29 日。

患者服用上方 50 服，输卵管已通畅（参看影像学照片 2）。

【按语】本例患者曾刮宫流产 3 次，多次损伤子宫内壁。我院妇科临床统计，多次刮宫流产的妇女，65% 的患者会出现输卵管堵塞。血得温则行，血行则自无瘀血停留之患。古方中吴茱萸、干姜、肉桂温经散寒。当归、川芎、麦冬、阿胶养血调经。红参、甘草益气，使阳生阴长，子宫则血流可充。方中牡丹皮活血化瘀调经，半夏和胃，助气血之源，消痰排除体内异常体液。加活血化瘀药益母草、行气活血的香附子 2 味之目的，是为了加强活血祛瘀，恢复因人流受损的子宫内壁。整个子宫恢复正常，气血循环通畅。

## 洪数脉病例

【患者】姓名：李某某；性别：女；年龄：43 岁；地址：延吉市公园街园辉胡同。

【初诊日期】2019 年 3 月 15 日。

【症状】泻出黄糜样便，气秽极臭，肛门灼热，兼有发热、渴、多饮，有时恶心呕吐，小便短赤，涩痛。舌苔白干，脉洪数。

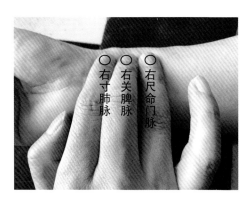

右手寸、关、尺脉洪数

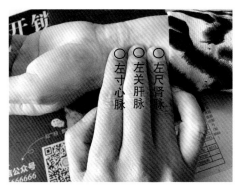

左手寸、关、尺脉洪数

【病理】火热之邪伤及肠胃，胃肠腐热，传导作用失常，热蕴于中，腐败，便色黄糜，气秽极臭，发热口渴，多食，小便短赤，均为热盛所致。热伤胃肠，胃气上逆则呕吐。

【治法】清肠胃湿热。

【处方】加味平胃散。

【方药】苍术 15g、陈皮 10g、厚朴 10g、甘草 10g、黄连 3.5g、大黄 3.5g

【方解】苍术：燥湿，健脾。陈皮：理气健脾，燥湿化痰。厚朴：味苦、辛，性温，行气，燥湿，消积。黄连：清热燥湿，泻火解毒。大黄：泻下攻积，清热泻火，止血，解毒，活血祛瘀。甘草：益气补中，清热解毒，调和诸药。

【功效】养血调经，养肝止痛，敛阴止汗。

【应用】①用于血虚或阴虚有热的月经不调、崩漏等证。有养血调经之效。常配当归、熟地等同用。若阴虚有热，月经先期、量多，或崩漏不止，加阿胶、地骨皮等同用。

②用于肝阴不足、肝气不舒或肝阳偏亢的头痛、眩晕、胁疼痛、脘腹四肢拘挛作痛等证。

③用于阳虚盗汗，及营卫不和的表虚自汗证。能敛阴和营而止汗。

## 沉迟脉病例

在前面已讲过左右寸、关、尺脉搏动的正常位置各不同。如右手寸部肺脉搏动的正常位置在右手寸部皮层。左手寸部心脉搏动的正常脉位，是在左手寸部皮下血管层。右手关部脾脉搏动的正常位置在右手关部肌肉层。左手关部肝脉搏动的正常位置在左手关部筋层。右手尺部命门脉搏动的正常脉位在右手尺部骨表层。左尺部肾脉搏动的正常脉位在左手尺部骨表层。

## 沉迟脉病例

【患者】姓名：崔某某；性别：女；年龄：49 岁；地址：延吉市公园街。

【初诊日期】2019 年 3 月 16 日。

【症状】腹满呕吐，食欲不振，时有腹痛，口不渴，舌淡红，四肢发凉，脉沉迟。

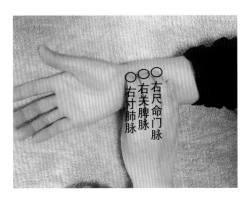

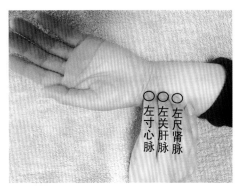

右手寸、关、尺脉沉迟　　　　　　　　左手寸、关、尺脉沉迟

【病理】邪入太阴，脾虚不运，胃气不降，故腹满呕吐。脾胃相表里，胃主受纳，脾胃气虚，故食欲不振。脾阳不足，不能运化水湿，故时有腹痛自利，喜温喜按。寒不伤津，故口不渴。阳虚不能上营于舌，故舌淡苔白。阳虚则血行减慢，故脉沉迟。

【处方】加味四君子汤。

【方药】白术 20g、白茯苓 10g、红参 10g、干姜 7.5g、甘草 10g、砂仁 10g、大枣 5g、陈皮 10g。

【方解】白术：味甘、苦，补脾，味苦燥湿。白茯苓：利水渗湿，健脾。干姜：味辛性热，温中散寒，回阳通脉，温肺，化饮。甘草：味甘、辛，归心、肺、脾、胃经。

【功效】益气健脾。

【二诊日期】2019 年 3 月 27 日。

患者服用上方 10 服诸症痊愈。

**涩脉病例**

【患者】姓名：尹某某；性别：女；年龄：41 岁；地址：延吉市公园街。

【初诊日期】2018 年 3 月 26 日。

【症状】患者全身麻痛已有年余。饮食无味。面色不华，舌色浅淡红，脉涩。

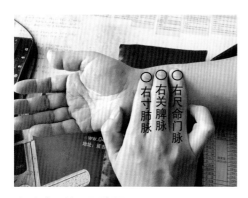 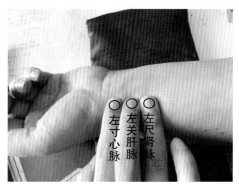

右手寸、关、尺脉涩　　　　　　　　左手寸、关、尺脉涩

【脉象】请参看上面脉位指压照片。

【治法】补脾益气。

【处方】补中益气汤。

【方药】白术 20g、红参 10g、当归 10g、黄芪 10g、陈皮 10g、升麻 7.5g、柴胡 5g、甘草 7.5g、干姜 5g、大枣 5g。

【方解】顾名思义，补中益气汤，就是说补脾胃，增加人体所需要的能量之意也。黄芪：生津益气。红参、白术、甘草：补中益气。陈皮：理气化痰。升麻、柴胡：升提下陷之中气。

【二诊日期】2018 年 4 月 10 日。

患者服用上方 10 服，诸症痊愈。

## 弱脉病例

【患者】姓名：金某某；性别：女；年龄：40 岁；地址：延吉市。

【初诊日期】2019 年 3 月 6 日。

【症状】纳少乏力，气短，懒言，面色㿠白，舌淡，脉弱。

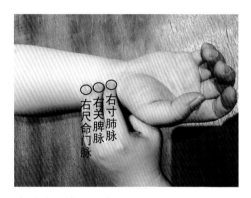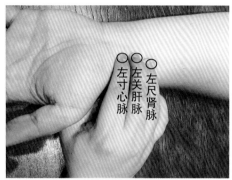

右手寸、关、尺脉弱　　　　　　　左手寸、关、尺脉弱

脾胃相表里，胃主受纳水谷，脾虚则胃弱受纳无权，故纳少。脾虚不能运化精微，则四肢肌肉失养，故全身乏力。脾主益气，脾虚则元气不能正常形成，故气短，懒言。脾主升，气虚阳衰，则清阳不升，故面色㿠白，舌淡。脾阳虚衰，无力鼓动于脉，故脉弱。

【治法】甘温健脾。

【处方】四君子汤。

【方药】白术 20g、白茯苓 10g、红参 10g、甘草 10g、干姜 5g、大枣 5g。

【方解】白术：味甘、苦，味甘健脾，味苦燥湿，故白术燥湿健脾。红参：补五脏，明目开心。白茯苓：味甘，性淡，渗湿健脾。甘草：调和诸药。

【二诊日期】2019 年 3 月 17 日。

患者服用上方 10 服，诸症痊愈。

### 滑大而数脉病例

【患者】姓名：金某某；性别：女；年龄：32 岁；地址：安图县。

【初诊日期】2019 年 3 月 6 日。

【症状】患者多食易饿，心烦躁。上下牙痛，满面红赤，口气热臭，唇舌肿痛，齿龈溃烂出血。脉滑大而数。

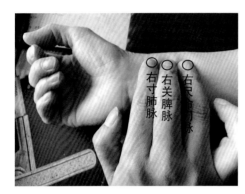 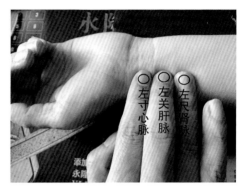

右手寸、关、尺脉滑大而数　　　　　左手寸、关、尺脉滑大而数

【病理】胃火炽盛，则消化机能亢进，故多食易饿；胃火盛，则心神不安，故心烦。胃经脉入齿龈，胃火热则腐烂齿龈，故有溃烂出血等证。

【治法】清胃凉血。

【方药】清胃散。

【药物】生地 15g、黄连 3g、当归 20g、丹皮 10g、升麻 10g。

【加减】胃火炽盛加石膏 20g。大便燥结者，加大黄 0.5g。

【方解】生地：味甘、苦，性寒，归心、肝、肺经，清热凉血，养阴生津。黄连：味苦性寒，归心、肝胃、大肠经，清热燥湿，泻火解毒。当归：味甘、辛，归肝、心脾经，补血，活血，止痛。

【功效】补血，活血，止痛，润肠。

## 弦数脉病例

【患者】姓名：金某某；性别：女；年龄：40 岁；地址：延吉市。

【初诊日期】2019 年 3 月 15 日。

【症状】往来寒热，胁下满痛，拒按，头痛，目眩，耳鸣，口苦，恶心或呕吐，尿黄，苔黄腻，舌红，脉弦数。

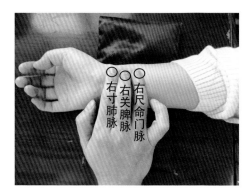

右手寸、关、尺脉弦数

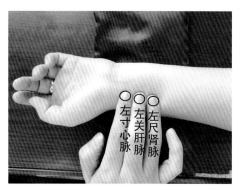

左手寸、关、尺脉弦数

【病理】病邪在半表半里的少阳胆经，得阴内入则寒，得外出则热，病邪随人体阴阳之气不断地内外枢转，故有往来寒热。

胆脉循胸胁，肝位于胁下，胆在肝的短叶间邪入胆经，故胁下满痛而拒按。胆汁味苦，胆脉上头，由耳后入耳中，热伤胆脉，胆汁上溢于口，故味苦，头痛。

【治法】和解小阳。

【处方】小柴胡汤。

【方药】柴胡 10g、黄芩 10g、半夏 10g、红参 10g、甘草 7.5g、干姜 5g、大枣 10g。

患者服用上方 6 剂诸症已愈。

【方解】本方系和解少阳之主方。足少阳位于太阳、阳明表里之间，一旦邪犯少阳，则徘徊于半表半里之间，外出近太阳则寒，内入邻阳明则热，故往来寒热。方中柴胡，苦辛微寒入肝胆经，其性轻清而升散，能透入阳半表之邪从外而散，又能疏畅经气之郁滞，故重用为君药。

### 肾气不固病例

【患者】姓名：金某某；性别：男；年龄：40 岁；地址：延吉市。

【初诊日期】2019 年 3 月 15 日。

【症状】腰膝酸软，腰痛，尿后余沥不尽，小便频数而清，滑精，早泄，阳痿。左尺脉沉无力，似有似无。

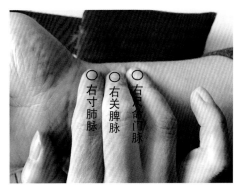

右手寸、关、尺脉沉无力

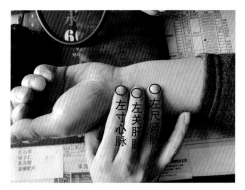

左手寸、关、尺脉沉无力

【治法】补肾固精。

【方药】黄芪 10g、白术 15g、陈皮 10g、当归 10g、红参 10g、升麻 7.5g、柴胡 5g、甘草 7.5g、枸杞子 10g、淫羊藿 10g、肉苁蓉 10g。

【二诊日期】4 月 10 日。

患者服用上方 20 服，诸症痊愈。

【方解】本方以黄芪、红参、白术、甘草，益气补血为主。配升麻、柴胡以升麻补下陷之清阳，配陈皮以调气机之升降，并便补而不滞。本方以甘草温补中，升阳为制方特点，既是治疗中虚气陷诸症之药方，又为甘温除热之良剂。

## 郁伤心神病例

【患者】姓名：尹某某；性别：女；年龄：45 岁；地址：龙井市。

【初诊日期】2019 年 8 月 15 日。

【症状】精神恍惚，悲忧欲哭，时时欠伸，或烦闷急躁。舌淡，苔薄白，脉弦细。

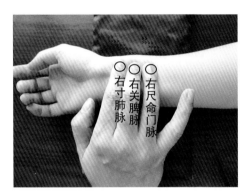

右手寸、关、尺脉弦细

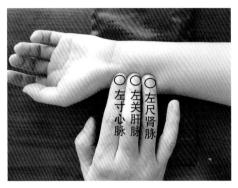

左手寸、关、尺脉弦细

【病机】郁伤心神。

【治法】养心安神。

【处方】九味麦冬汤。

【方药】红参 10g、麦冬 10g、半夏 7.5g、陈皮 10g、甘草 10g、干姜 7.5g、竹叶 10g、大枣 10g、五味子 3.5g。

患者服用上方 10 服，诸症减轻。

【方解】红参：大补元气。麦冬：养阴润肺，益胃生津，清心除烦。半夏：燥湿化痰，消痞散结。陈皮：理气健脾，燥湿化痰。干姜：味辛、性热，温中散寒，回阳通脉，温肺化饮。竹叶：清热除烦，生津利尿。大枣：味甘、性温，补中益气，养血安神，缓和药性。五味子：味酸甘，性温，宁心安神。甘草：味甘、性平，功效益气补中，清热解毒。

患者服用上方 20 服诸症痊愈。

## 筋包病例 1

【患者】姓名：李某；性别：女；年龄：28 岁；地址：延吉市。

【初病日期】2004 年 9 月 2 日。

【症状】患者是排球运动员，右手腕背部长樱桃般大小的筋包，已有 5 年。脉沉弦。

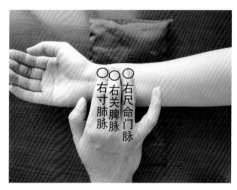

右手寸、关、尺脉沉弦　　　　　　左手寸、关、尺脉沉弦

【诊断】筋包。

【治法】用粗针扎患部日 3 次（早、中、晚）

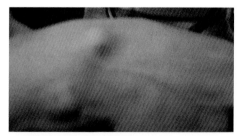

患者初诊时筋包大如樱桃

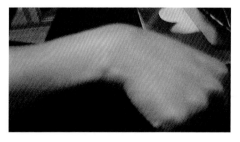

扎针 7 天后，筋包渐渐消失

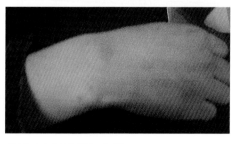

扎针 14 天后筋包全消

## 筋包病例 2

【患者】姓名：李某；性别：女；年龄：34 岁；地址：延吉市。

【初诊日期】2005 年 3 月 25 日。

【症状】患者 3 年前右手腕部上长筋包，随月增大，现今筋包如杏仁般大。脉沉弦。

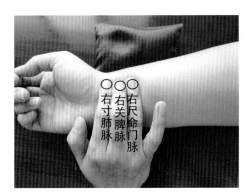
右手寸、关、尺脉沉弦

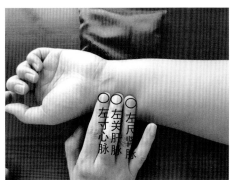
左手寸、关、尺脉沉弦

【诊断】筋包。

用粗针扎 1 周后，手腕筋包全消。

针刺筋包，筋包消失的中医医理：筋属肝，肝属木，针扎筋包，是金克木之理。

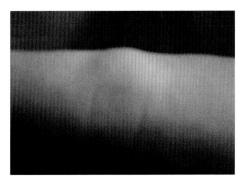
患者初诊时筋包如杏仁般大

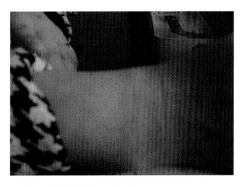
扎针 1 周后手腕筋包全消

## 面刺病例 1

【患者】姓名：朴某某；性别：女；年龄：30 岁；地址：延吉市。

【初诊日期】2005 年 9 月 26 日。

【症状】患者数月前口部周围起形如赤豆大的面刺，色红，坚硬，灼痛。舌红，无苔，脉数。

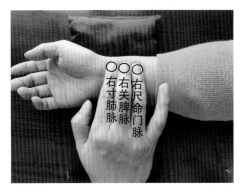

右手脉象寸脉浮数

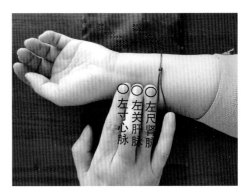

左手脉象寸脉浮数

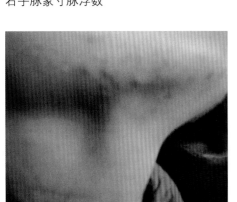

患者面部照片

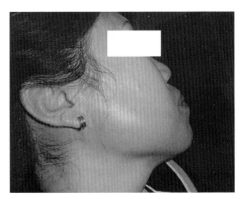

服药后面刺病例照片

请看上面病例面部照片和脉象。

【诊断】面发毒（面刺）。

【治法】泄肺胃热。

【处方】加味凉膈散。

【方药】黄芩 10g、薄荷 10g、栀子 10g、连翘 10g、石膏 10g、甘草 10g、大黄 5g、竹叶 10g、枳壳 10g、赤茯苓 10g、黄连 2.5g、干地 10g、当归 10g、桔梗 10g

【二诊日期】2005 年 10 月 5 日。

患者服用上方 6 服，疼痛大减，颊车部位生的赤豆形红肿硬块已消（参看病例照片）。

## 面刺病例 2

【患者】姓名：李某某；性别：女；年龄：46 岁；地址：延吉市。

【初诊日期】2005 年 12 月 27 日。

【症状】患者颌部反复起赤豆大的面刺，肿硬焮疼。病程已有 3 年之久。百药无效。经前加重，月经色暗，有块，痛经。舌边有瘀点，苔微黄。

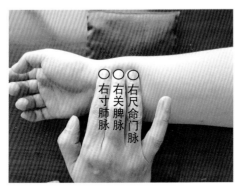

右手脉象寸脉浮数

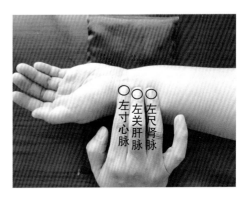

左手脉象寸脉浮数

【诊断】面刺。

【治法】活血行瘀，凉血止痛。

【处方】棕皮汤。

【方药】元胡 10g、莪术 10g、当归 10g、棕皮 10g、赤芍 10g、土白芍

10g、干地 10g、五灵脂 10g、乳香 10g、蒲公英 10g、熟地 10g、香附子 10g、干姜 10g、黑豆 10g、沉香 10g。

【二诊日期】2006 年 1 月 26 日。

患者服用上方 20 余天，诸症痊愈（参看治疗后面部照片）。

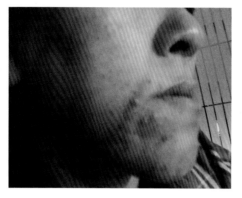

治疗前面部照片

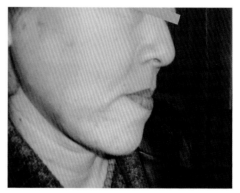

治疗后面部照片

## 面刺病例 3

【患者】姓名：朴某某；性别：女；年龄：30 岁；地址：延吉市。

【初诊日期】2006 年 3 月 1 日。

【症状】患者面刺，月经周期不定，或前或后，经有块，色暗。舌淡红，苔薄白，脉涩。

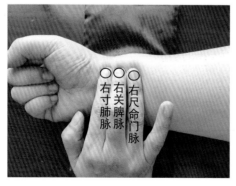

右手肺脉浮数

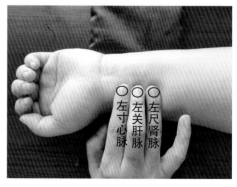

左手心脉浮数

【诊断】面刺。

【治法】活血祛瘀，清热解毒。

【处方】棕皮汤（祖传方）。

【方药】棕皮 10g、红花 5g、元胡 10g、莪术 10g、当归 10g、蒲公英 10g、赤芍 15g、熟地 10g、土白芍 10g、香附子 10g、生地 15g、干姜 7.5g、五灵脂 10g、乳香 5g、黑豆 10g。

【二诊日期】2006 年 3 月 20 日。

患者服用上方 10 服，面刺已愈。此次月经色正，经块已消。

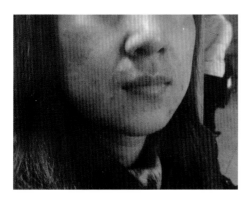

面刺患者治疗前面部照片

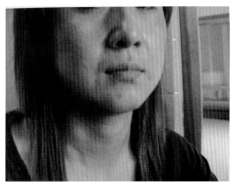

面刺患者治疗后面部照片

## 海鲜中毒病例

【患者】姓名：雷某某；性别：男；年龄：61 岁；地址：吉林省延吉市。

【初诊日期】2014 年 2 月 24 日。

【主述】春节期间连服螃蟹多日后，下肢发青紫，上肢起水泡样疱疹，痒难忍。

【症状】下肢青紫，上肢片状疱疹，痒难忍（参看上肢照片 1 和下肢照片 1）。

舌：暗红。苔：微黄。脉：涩。

【诊断】食物中毒。

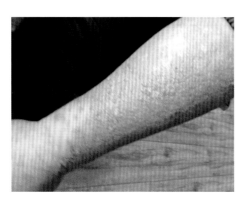
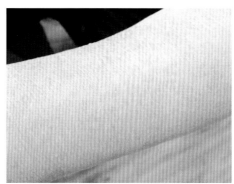

上肢照片 1　　　　　　　　　　下肢照片 1

【治法】清肠胃湿热。

【处方】加味防风通圣散。

【方药】麻黄 10g、薄荷 10g、防风 10g、荆芥 7.5g、滑石 10g、甘草 10g、黄芩 10g、桔梗 10g、石膏 10g、川芎 10g、当归 10g、赤芍药 10g、大黄 3.5g、连翘 10g、土白术 10g、栀子 10g、金银花 10g、蝉蜕 5g。

【二诊日期】2014 年 3 月 1 日。

患者服用上方 5 服，发青紫的下肢颜色变淡，上肢疱疹明显减少（请参看上肢照片 2 和下肢照片 2），此次又予上方 5 服。

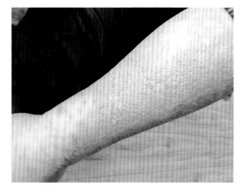
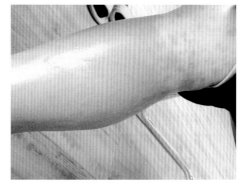

上肢照片 2　　　　　　　　　　下肢照片 2

【三诊日期】2014 年 3 月 6 日。

患者服用上方共 10 服，诸症减轻（参看上肢照片 3 和下肢照片 3）。此次又予上方 5 服。

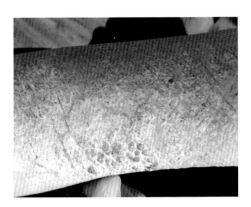

上肢照片 3

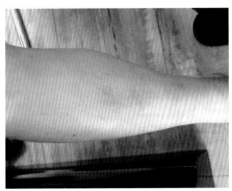

下肢照片 3

【四诊日期】2014 年 3 月 11 日。

患者服用上方 15 服，诸症减轻（参看上肢照片 4 和下肢照片 4），此次又予上方 5 服，早饭前服用。天乙丸 5 服（晚饭前服用）。

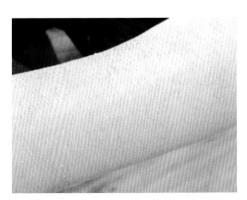

上肢照片 4

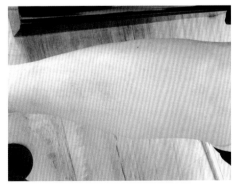

下肢照片 4

【五诊日期】2014年3月20日。

患者服用上方25服，诸症已愈（参看上肢照片5和下肢照片5）。

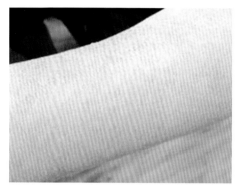 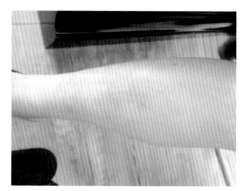

上肢照片5 　　　　　　　　　　　　　下肢照片5

## 面发毒病例1

【患者】姓名：尹某某；性别：女；年龄：28岁；地址：吉林省延吉市。

【初诊日期】2008年12月10日。

【症状】在颊车部位，形如赤豆样，疱疹。初少渐多，肿硬㿔疼(参看照片1)。月经周期不定，多为延后，经行腰痛，手脚、下腹凉。口干，口苦，尿黄，舌质红，舌苔薄白。

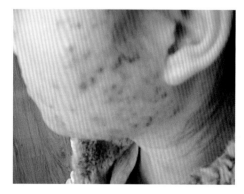 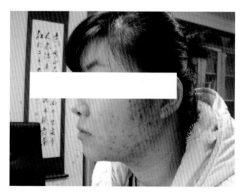

照片1 　　　　　　　　　　　　　照片2

【诊断】面发毒。

【治法】益气养阴，利尿排毒。

【处方】天乙丸。

【方药】灯芯草 10g、滑石 10g、茯神 10g、猪苓 10g、红参 10g、麦冬 10g、泽泻 10g、茯苓 10g。

【二诊日期】2008 年 12 月 22 日。

患者服用上方 10 服，口苦、口干、尿黄、面部刺痛等症状减轻。最近心烦，易怒，月经数月未来潮。此次予加味小柴胡汤 10 服。

柴胡 10g、黄芩 10g、红参 10 半夏 10g、甘草 10g、干姜 7.5g、枳实 7.5g、茯苓 10g、大枣 10g。

【三诊日期】2009 年 1 月 8 日。

患者服用上方 10 服，月经已来潮。口苦、口干、心烦等症状已愈。面部掀痛等症状有所减轻（参看照片 2）。此次予加味天乙丸 10 服。

【四诊日期】2009 年 1 月 20 日。

患者服用上方 10 服，诸症减轻。此次予加味天乙丸 10 服，大黄 50g、黄连 10g、黄柏 10g、金银花 10g、压成面加适量水外敷患部。

【五诊日期】2009 年 2 月 2 日。

患者经 4 次治疗，诸症痊愈（参看照片 3）。

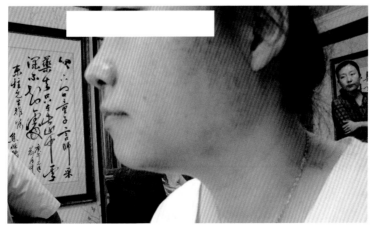

照片 3

## 面发毒病例 2

【患者】姓名：姜某某；性别：女；年龄：30 岁；地址：吉林省延吉市。

【初诊日期】2009 年 5 月 26 日。

【症状】在颊车部位起，形如赤豆，初少渐多，肿硬焮疼（参看照片 1）。舌质淡红，舌苔薄白，脉象弦。

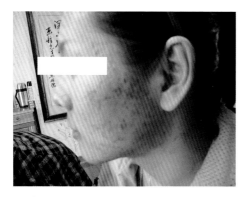

照片 1

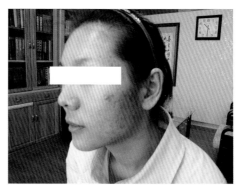

照片 2

【诊断】面发毒。

【治法】益气养阴，利尿排毒。

【处方】天乙丸 10 服。

【方药】白茯苓 30g、泽泻 10g、灯芯草 10g、滑石 10g、茯神 10g、猪苓 10g、红参 10g、麦冬 10g、朱砂 0.2g。

【二诊日期】2009 年 6 月 5 日。

患者服用上方 10 服，症状有所减轻。此次再予上方 10 服。

【三诊日期】2009 年 6 月 24 日。

患者服用上方 20 服，诸症减轻（参看照片 2）。此次再予上方 10 服。

【四诊日期】2009 年 7 月 7 日。

患者服用上方 30 服，诸症痊愈（参看照片 3）。

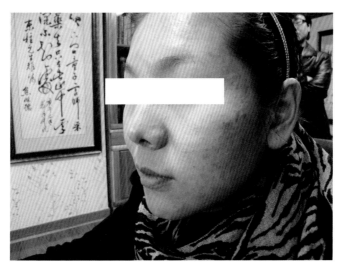

照片 3

## 面发毒病例 3

【患者】姓名：徐某某；性别：女；年龄：24 岁；地址：吉林省延吉市。

【初诊日期】2012 年 11 月 7 日。

【症状】鼻口为中心起面刺（参看照片 1）。

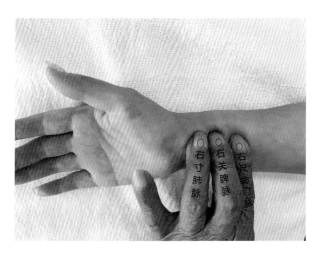

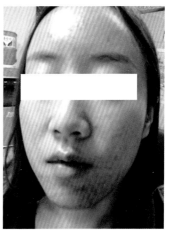

照片 1

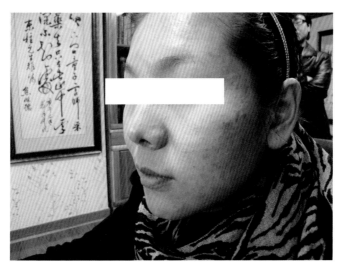

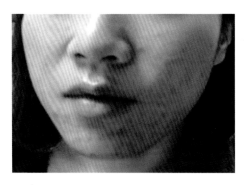 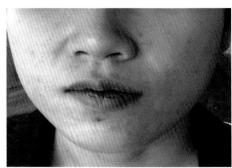

照片 2 　　　　　　　　　　　照片 3

【症状】面刺疼痛难忍。

【诊断】面刺。

【处方】棕皮汤 10 服。

【方药】棕皮 10g、元胡 10g、当归 10g、赤芍 10g、土白芍 10g、干地 10g、五灵脂 10g、乳香 10g、莪术 10g、公英 10g、熟地黄 10g、香附子 10g、黑豆 10g、红花 5g。

【二诊日期】2012 年 11 月 18 日。

患者服用上方 10 服，面部疼痛有所减轻（参看照片 2）。此次再予 20 服。

【三诊日期】2012 年 12 月 12 日。

患者服用上方 30 服诸症痊愈（请参看照片 3）。

# 蛇丹

　　带状性疱疹，中医谓蛇丹，俗称蛇蟠疮。本病是病毒引起的一种皮肤病。安家数代临床总结出来的"滋阴益气，利尿排毒"之法，在临床治疗本病确有桴鼓之效。

## 蛇丹（带状疱疹）病例 1

【患者】姓名：金某；性别：女；年龄：60 岁；地址：吉林省延吉市。

【初诊日期】2010 年 6 月 18 日。

【症状】左胁下出现群集的丘疹、水疱，周围有红晕，沿神经走行呈带状分布。自觉疼痛、灼烧（参看照片 1）。

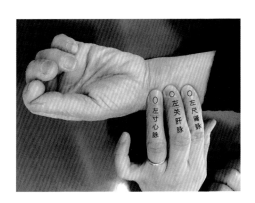
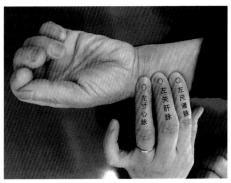

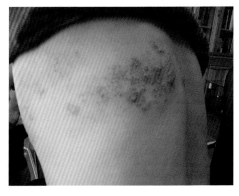
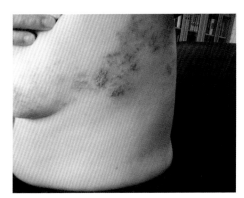

照片 1                照片 2

【诊断】蛇丹（带状疱疹）。

【治法】滋阴益气，利尿排毒。

【处方】天乙丸。

【方药】泽泻 10g、灯芯草 10g、滑石 10g、白茯神 10g、猪苓 10g、长白山红参 10g、麦冬 10g、白茯苓 10g、赤茯苓 10g、朱砂 0.25g。

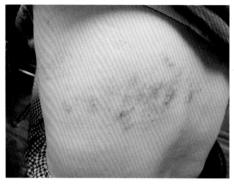

照片 3

【外用药】蛇床子汤冲洗患部 5 服（蛇床子 50g、川椒 25g、防风 25g、当归 25g、赤芍 25g、羌活 15g，水煎外用）。

【二诊日期】2010 年 6 月 30 日。

患者水煎服上方 10 服，外用蛇床子汤，诸症减轻（参看照片 2）。

此次又予上方 10 服。

【三诊日期】2010 年 7 月 10 日。

患者服用上方 20 服，外用蛇床子汤，诸症痊愈（参看照片 3）。

## 蛇丹（带状疱疹）病例 2

【患者】姓名：全某某；性别：女；年龄：39 岁；地址：吉林省和龙市。

【初诊日期】2009 年 11 月 24 日。

【症状】患者妊娠 7 个月，后背出现群集的丘疹、水疱，周围有红晕，沿神经走行呈带状分布。自觉疼痛、灼烧（参看照片 1）。

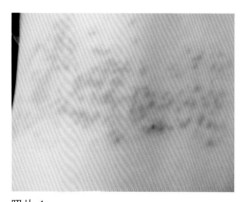

照片 1

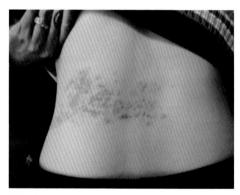

照片 2

【诊断】蛇丹（带状疱疹）。

【治法】滋阴益气，利尿排毒。

【处方】天乙丸 10 剂。

【方药】泽泻 10g、灯芯草 10g、滑石 10g、白茯神 10g、猪苓 10g、长白山红参 10g、麦冬 10g、白茯苓 10g、赤茯苓 10g、朱砂 0.25g。

【外用药】蛇床子汤冲洗。

蛇床子汤：蛇床子 50g、川椒 25g、防风 25g、当归 25g、赤芍 25g、羌活 15g 水煎外用（煎一服可用 15 ~ 20 天）。

【二诊日期】2009 年 12 月 5 日。

患者服用上方 10 服，外用蛇床子汤，患部疼痛、灼烧感减轻。群集的丘疹有所消退（参看照片 2）。

【三诊日期】2009 年 12 月 18 日。

患者服用上方 20 服，诸症痊愈（参看照片 3）。

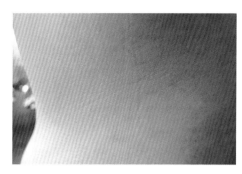

照片 3

## 蛇丹（带状疱疹）病例 3

【患者】姓名：金某；性别：女；年龄：59 岁；地址：吉林省延吉市。

【初诊日期】2009 年 5 月 5 日。

【症状】胁痛，口苦，心烦，失眠，饮食无味，右侧耳后出现群集的丘疹、水疱，周围有红晕，沿神经走行呈带状分布。自觉疼痛，灼烧。舌淡红，舌苔微黄，脉弦（参看照片 1）。

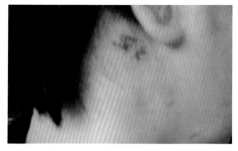

照片 1

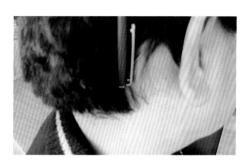

照片 2

【诊断】蛇丹（带状疱疹）。

【治法】1.滋阴益气，利尿排毒。2.调和肝脾，疏肝解郁。

【处方】A.加味逍遥散10服。

【方药】红柴胡10g、当归10g、白术10g、土白芍10g、黄芩10g、长白山红参10g、半夏10g、甘草10g、干姜7.5g、大枣10g、枳实7.5g、茯苓10g、山楂10g、麦芽10g、川芎10g、酸枣仁10g。

【处方】B.天乙丸10服。

泽泻10g、灯芯草10g、滑石10g、白茯神10g、猪苓10g、红参10g、麦冬10g、白茯苓10g、赤茯苓10g、朱砂0.25g。（早晚饭前服用天乙丸，中午和临睡时服用加味逍遥散。）

【外用药】蛇床子汤1服（蛇床子50g、川椒25g、防风25g、当归25g、赤芍25g、羌活15g，水煎外用）。

【二诊日期】2009年5月18日。

患者服用上方各10服，诸症痊愈（参看照片2）。

## 蛇丹（带状疱疹）病例4

【患者】姓名：张某某；性别：女；年龄：28岁；地址：吉林省延吉市。

【初诊日期】2012年6月18日。

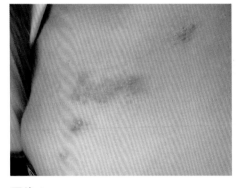

照片1

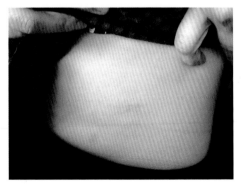

照片2

【症状】右胁下出现群集的丘疹、水疱，周围有红晕，沿神经走行呈带状分布。自觉疼痛、灼烧（参看照片1），脉弦。

【诊断】蛇丹（带状疱疹）。

【治法】滋阴益气，利尿排毒。

【处方】天乙丸。

【方药】泽泻10g、灯芯草10g、滑石10g、白茯神10g、猪苓10g、长白山红参10g、麦冬10g、白茯苓10g、赤茯苓10g、朱砂0.25g。

【外用药】蛇床子汤5服（蛇床子50g、川椒25g、防风25g、当归25g、赤芍25g、羌活15g，水煎外用）。

【二诊日期】2012年6月29日。

患者服用上方10服，诸症痊愈（参看照片2）。


【按语】此方来源于朝医《方药合编》。本书中有论述：通利水道，是治万病之妙法。天乙丸治积热（发热时间已久之意）丹毒、痉风、痰热、高热、呕吐、泄泻无不治也。方中白茯苓、赤茯苓、灯芯草、猪苓皆为淡渗利湿药，通过利尿排百毒；利尿恐伤阴津，故加麦冬、红参。生命体生存的前提是新陈代谢，代谢失常，百病蜂起，此乃一方治多病之理。加味天乙丸促进体内水液代谢，排除百毒。机体恢复正常代谢，病从何来？带状性疱疹，是由病毒引起的一种皮肤病。故用滋阴益气、利尿排毒治法。外用蛇床子汤防止感染，其效如神。

# 第 6 章

## 对脉学医经
## 的解说

我们要明白，医经上所言的每字每句都需要理解并认真学习的。

医经上说，医者通过望诊而知道病情的称为神，通过闻诊而知道病情的称为圣，通过问诊而知道病情的称为工，通过脉诊而知道病情的称为巧。为什么这样说呢？

答：通过望诊而知道病情的，就是观察患者所表现的青、赤、黄、黑 4 种颜色变化，从而了解病变的情况；通过闻诊而知道病情的，就是听患者所发出的呼、言、歌、哭、呻五种声音变化，从而辨别病变的性质；通过问诊而知道病情的，就是探询患者对于酸、苦、甘、辛、咸五味的不同嗜好，以此了解疾病的起因和病变所在的部位；通过脉诊而知道病情的，就是切按患者寸口的脉象，审察脉气的虚实，以此了解疾病的邪正盛衰情况，疾病发生在哪一脏和哪一腑。医经上说，能根据外部的表现症状就可察知其疾病的，叫作圣；外部没有什么症状表现，而能根据细微变化来了解内部已有病变的，叫作神。

二十五难：人体有十二经脉与五脏六腑相配，但是五脏六腑合起来只有十一个，其中多余的一经，是与什么脏器内连的经呢？

答：这一条经，是手少阴心经的别脉——手厥阴心包络经，心包络和手少阴三焦互为表里，两者都是只有名称，而没有形象，所以连同心包络在内，共为十二经。

【按语】本难指出心包络与三焦互为表里，两者都是有名而无形质的。这一说法，曾引起了后世许多医家的争论，认为心包络和三焦并不是无形的。关于三焦的问题，我们留到后面讨论三焦时再谈，现在单从心包络来说，元代滑伯仁就说："心包一名手心主，以藏象校之，在心下横膜之上，聚膜之下，其与横膜相黏而黄脂裹者，心也；脂漫之外，有细筋膜如丝，与心肺相连者，心包也。"至于心包络的作用，早在《灵枢·邪客》中就有了记载："少阴，心肺也。心者，五脏六腑之大主也，精神之所舍也。其脏坚固，邪弗能客也。故主邪之在于心者，皆在于心之包络。包络者，心手之肺也。"这就是说外邪如有留滞在心脏的，都是在心脏的外围心包络的部位，即所谓病在外经而不在内脏，所以，后世医家在临床上针治心脏的病，常取心包经络的穴位，往往能获得满意的疗效。现在很难设想为实际并不存在的有名而无形的东西。

行中医临床医生，必须掌握下面《难经》之义。在《难经白话解》书上解说的，必掌握的内容：

《难经》第九难曰：从迟数脉辨脏腑疾患。难曰：何以别知脏腑之病？

然，数[1]者，腑也，迟[1]者，脏也。数则为热，迟则为寒。诸阳为热，诸阴为寒。故以别知脏腑之病也。

【语译】问：怎样从脉象上区别和推断脏腑的疾病呢？答：数脉主腑病，迟脉主脏病。出现数脉的就是热证，出现迟脉的就是寒证。许多出现阳脉的病症多热证，出现阴脉的病症多见寒证。因此可以根据脉象的迟数来区别和推断脏腑的病变。

【词解】①数、迟，数是脉跳频数的意思。来去急促，在一呼一吸的时间内，跳动六七次的叫数脉。迟，是脉跳次数少的意思。来去极慢，在一呼一吸之间脉搏的跳动只有三次，叫迟脉。

第十一难　歇止脉与脏气衰竭的关系。

难曰：经言脉不满五十动而一止，一脏无气者，何臓（脏）也？

然：人吸者随阴入，呼者因阳出[1]。今吸不能至肾，至肝而还，故知一脏无气者，肾气先尽也。

【语译】问：医经上说：脉搏在不满五十次的跳动中歇止一次，是一脏已没有生气的表现，这是指哪一脏呢？

答：人在吸气的时候，是随着下焦肝肾的纳气作用而向内深入；呼气的时候，是通过上焦心肺的行气作用，向外推出。现在吸入的气，不能深达位于最下面的肾脏，只到肝脏就返回去了。所以知道一脏没有气的，就是肾脏的生气已先衰竭于内了。呼者因阳出。

【词解】①吸者随阴入，呼者因阳出：这里的阴阳，是指脏器的上下部位而言，也就是阴指下焦的肝肾，阳指上焦的心肺。又因吸入和向下都是阴的属性，下焦的肝肾属阴。所以吸入之气，由上而下，深入肝肾，称之为"随阴入"。呼出与向上都是阳的属性，上焦的心肺属阳，所以呼出之气，由下而上自心肺而出，称之为"因阳出"。

【按语】本难主要说明脏气衰竭时，在脉搏中会出现歇止现象。《灵枢·根结》对这种现象也有记载，说是脉搏在五十跳中，如一次没有歇止，则为五脏健全，精气充足；在四十跳中有一次歇止的，当为一脏无气；三十跳中歇止一次的，为二脏无气，以下就依此类推，到不满十跳而歇止一次的，就是五脏都已无气的危殆现象。本难则进一步解释了这个问题，首先指出在五十跳中有一次歇止的是肾气衰竭，后人因按内脏的排列顺序，以不满四十跳一止的，为肝肾气竭，以不满三十跳一止的，为脾肝肾气竭。

第十三难 色脉尺肤合参的诊断法

难曰：经言见其色而不得其脉，反得相胜之脉者即死，得相生之脉者，病即自己。色之与脉当参相应，为之奈何？

然：五脏有五色，皆见于面，亦当与寸口、尺内相应。假令色青，其脉当弦而急；色赤，其脉浮大而散；色黄，其脉中缓而大；色白，其脉浮涩而短；色黑，其脉沉濡而滑。此所谓五色之与脉，当参相应也。脉数，尺之皮肤亦数；脉急，尺之皮肤亦急；脉缓，尺之皮肤亦缓；脉涩，尺之皮肤亦涩；脉滑，尺之皮肤亦滑。五脏各有声、色、臭、味，当与寸口、尺内相应，其不应者病也。假令色青，其脉浮涩而短，若大而缓为相胜；浮大而散，若小而滑为相生也。经言知一为下工，知二为中工，知三为上工。上工者十全九，中工者十全七，下工者十全六。此之谓也。

【按语】问：医经上说，看到患者所显示的色泽，而得不到与之相应的脉象，反而发现与之相克脉象的，就会死亡；倘发现相生脉象的，疾病也就会自然痊愈。色脉与脉诊应当参合起来看它是否相应，这在临床上究竟如何应用呢？

# 结束语

　　我出生于中医世家。祖父、父亲都是当代名医。我记得他们行医时每天患者排队看病。

　　我学中医之后，国家分配我在和龙市东城公社医院中医科工作。我借祖父、父亲的医术名声得到了患者信任。我每天诊治60~70名患者。今天，我的医术是拿数不清的患者的金钱和生命换来的。

　　我今年87岁，我希望在有生之年把我的从医经验和教训传给后代。

　　我们老一辈中医人将一生所学积累的医疗经验教训传给后代，是我们应尽的责任。所以我曾在延边人民出版社出版了《百病临床实录》，在中国中医药出版社出版了《老医秘本》，在人民卫生出版社出版了《安东柱治疗疑难病临证实录》等多部著作。

　　医者"易"也。医学是阴阳的道理。"易"字上为"日"下为"月"。日为阳，月为阴。故中医学，是阴阳的道理，脉学也不例外。

　　请参看下面：一天阴阳变化图解。

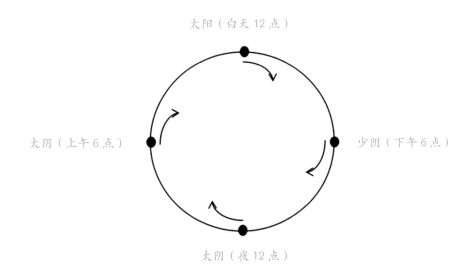

太阳（白天12点）

太阴（上午6点）　　　　　　　少阴（下午6点）

太阴（夜12点）

故曰医者"易"也，医者"意"也，医者"艺"也。在这里"易"，是阴阳的道理。看文字的组成可以看出这一道理。"易"字上边为"日"为阳，下为"月"为阴。所以说"易"，是阴阳的道理。在中医学上所言的脉理也不例外，脉搏快慢，有力无力，

脉的浮沉反映脉搏阴阳两方面。

医者"意"也，意为意思，心思，对事物的看法。医者"艺"也，是说医学是艺术。

同样的疾病，医者怎样能节约患者的医疗费用，短时间内治愈患者的疾病，这是医生的治疗"艺术"，故曰医者"艺"也。

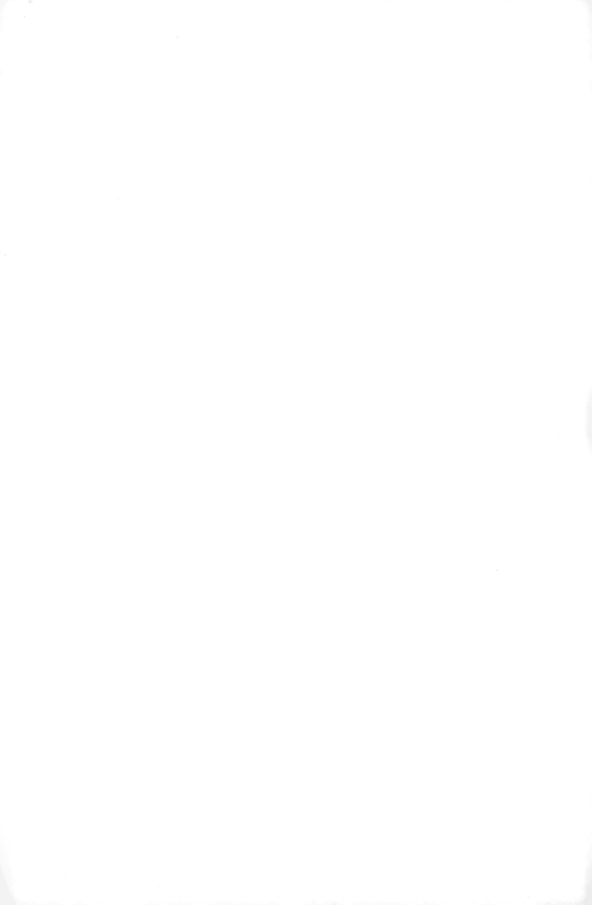